聖濟經

誦本

宋·趙佶（徽宗）撰

蘇興華　校點

華夏出版社
HUAXIA PUBLISHING HOUSE

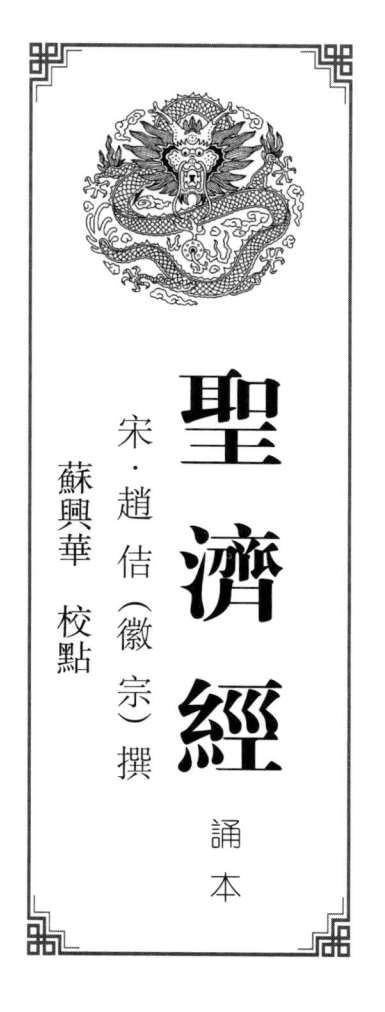

出版説明

《聖濟經》又名《宋徽宗聖濟經》，宋趙佶撰。宋政和八年（一一一八）詔頒於天下學堂，作爲學校課試之用，是我国現存較早的一部中醫理論專著。本書在宋代时與《黄帝内經》《道德經》共為中醫教科書，本書分體真、化原、慈幼、達道、正紀等十篇，内容大致融合了《素問》之義，而闡釋其要，言近旨遠，不僅反映了當時中國精湛的醫學理論與實證經驗，而且對今天我們中醫教學的實踐與應用有著切實的價值。

本書流行版本較多，此次出版，我們據清光緒二年陸心源的刻本爲底本，參一九三六年商务印书馆的印本、刘淑清的校本，又合参光绪十三年的印本及年代不详的清抄本，重新点校整理，力求保持原書原貌。針對原本中明顯錯字、異體字、假借字以及脫漏、訛誤之處，又借助相關資料，並結合點校者自身多年的臨床實証经验，作了訂正、據補、據改，力求通达。

為滿足廣大中醫讀者和中醫師的日常誦讀需求，特用繁體大字排出，重點句讀，重分段落。由於我們學識所限，定有不少缺漏乃至不當之處，請有識之士不吝賜教。

立品圖書編輯部

聖濟經誦本序

康寧，《尚書》講的五福之一，對於現代人們的生活，健康意義更大了，因爲走過了貧困的溫飽階段，『沒健康，就沒小康』，这句话很眞诚！人類健康，需要好醫生，好醫生源於，好的醫學教育，好教育需要好教材。而問題恰恰是，好教材太難寫！一本好教材問世，意味着一門學科建立，一個新知時代開始。至少，世界文明歷史，就是這樣展現的。

中國傳統醫學，很有名，很有用，很重要！可是，近代由於衆所周知的歷史原因，至今沒有形成好的醫學教育體係，也沒有形成完美的學科體係。其根源在於，沒有好教材！

《聖濟經》是本好教材，它代表着歷史上大規模中醫教育的最高峰，沒有之一。宋代的中華文明輝煌燦爛，宋亡後，遠在東洋的日本人民痛哭流涕，認為崖山之後無中華。如此國際地位！如此國際軟實力！必須認識到的是，正是宋代醫學的輝煌，深刻注釋了宋代的中華文明。而《聖濟經》就是在那個輝煌時代，由最高文化領導——宋徽宗趙佶親自撰寫的，代表着那個時代的最高醫學教育成就，也是迄今為止唯一一本由帝王闡釋生民拯救之道的醫書。

最早《聖濟經》曾簡稱爲聖經，經文共十卷四十二章兩百三十小段。此書迄今有六個版本，陸心源的刻本、商務印書館的印本、劉淑清的校本、李順保等的簡體字本，另外，光緒十三年的刻本和年代不詳的清抄本，都是吳禔注釋的《聖濟經解義》的本子，讀誦起來不清暢，所以，為了讀誦順達，我們編校了此誦本，希望能夠對中醫文明教育有所幫助。

心齋主人　蘇星華　丁酉年

宋徽宗御制聖濟經序

一陰一陽之謂道，偏陰偏陽之謂疾。不明乎道，未有能已人之疾者。陰陽相照相蓋相治，四時相代相生相殺，五行更王更廢更相，人生其間，繇於陰陽，役於四時，制於五行，平則爲福，有餘則爲禍，淫則爲疾。惟非數之能攝，而獨立於萬形之上，非物之所能制，而周行於萬有之内，爲能以道御時，以神用數，形全精復，與天地爲一。昔者黄帝氏，蓋體神而明乎道者也。問道於廣成，見大塊於具茨，而自親事於法宫之中，垂衣裳，作書契，造甲子，定律歷，所以成天下之亹亹者。雖若風後、力牧、常先、大鴻，奉令承教之不暇，而不可跂及。然且嘆世德之下衰，憫斯民之散樸，上悖日月之明，下鑠山川之精，中墮四時之施，至於逐妄耗眞，曾不終其天年，而中道以夭，乃詢岐伯，作爲《内經》，通神明之德，類萬物之情。其言與典墳相爲表裏，而世莫得，其傳至號爲醫者流，此與謂《易》爲卜筮者何異？朕甚悼之。自繼述以來，兢兢業業，夙夜不敢康，萬機之餘，紬繹訪問，務法上古，探天人之賾，原性命之理，明滎衛之清濁，究七八之盛衰，辨逆順，鑒盈虛，爲書十篇，凡四十二章，名之曰《聖濟經》。使上士聞之，意契而道存，中士考之，自華而摭實，可以養生，可以立命，可以躋一世之民於仁壽之域，用廣黄帝氏之傳，豈不美哉？嗚呼！陰淫寒疾，陽淫熱疾，風淫末疾，雨淫腹疾，陰陽之寇，外傷其形，有如此者。意傷於憂悲而支廢，魂傷於悲哀而筋攣，魄傷於喜樂而皮槁，志傷於恚怒而不能俯仰，情僞之感，内傷其眞，有如此者。積虧成損，積損成衰，患固多藏於細微，而發於人之所忽。益止於畎澮，而損在於尾閭。戒之，慎之！疾成而後藥，神醫不可爲也。若乃推行道術，輔正而去邪，立學建官，羣多士而教養，廪無告，救病苦，而墐其亡歿，則布之政令，載在有司，此不復叙。

目録

體眞篇 卷之一
陰陽適平章第一……三
精神内守章第二……八
氣形充符章第三……一二
飲和食德章第四……一六
頣神協序章第五……二〇
通術循理章第六……二四
原化篇 卷之二
孕元立本章第一……三一

凝形殊稟章第二……三四
氣質生成章第三……三八
藏眞賦序章第四……四二
扶眞翼正章第五……四六
和調滋育章第六……四九

慈幼篇　卷之三

保衛鞠育章第一……五五
乳哺襁褓章第二……五九
形氣變成章第三……六二
稽原疾證章第四……六七

達道篇 卷之四

洞化知體章第一……七三
察色精微章第二……八〇
持脈虛静章第三……八四
候氣守經章第四……八九

正紀篇 卷之五

理貫三才章第一……九七
循常施化章第二……一〇一
形精孚應章第三……一〇八
政治權衡章第四……一一五
生氣資治章第五……一二一

食頤篇 卷之六
因時調節章第一……一二九
固本全沖章第二……一三四
明庶慎微章第三……一三八
守機篇 卷之七
通用時數章第一……一四五
知極守一章第二……一五〇
推原宗本章第三……一五四
治先未形章第四……一五八
衛生篇 卷之八
神宮通理章第一……一六五

榮衛行流章第二……一六九
存神馭氣章第三……一七四

藥理篇 卷之九

考經式訓章第一……一八一
制字命物章第二……一八五
名定實辨章第三……一九〇
權通意使章第四……一九四

審劑篇 卷之十

氣味委和章第一……二〇一
表裏深明章第二……二〇五

致用協宜章第三……二〇九
跋……二一三
《聖濟經解義》進表……二一四
寓辟廱臣　張衮　叙……二一七
刻聖濟經叙……二一九

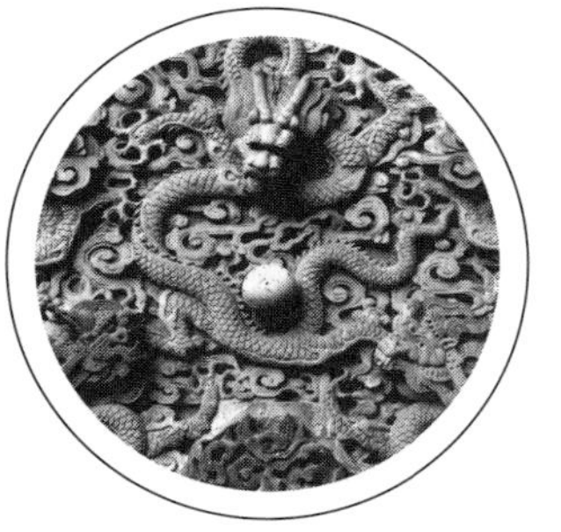

聖濟經　卷之一

體眞篇

共六章

·陰陽適平章第一
·精神内守章第二
·氣形充符章第三
·飲和食德章第四
·頤神協序章第五
·通術循理章第六

陰陽適平章第一 七段

天地設位，妙功用於乾坤，日月著明，托精神於離坎。一降一昇，相推而成寒暑，一顯一晦，相盪而成晝夜。一

性有燥濕，材有剛柔，形有强弱，數有奇偶。肅肅出乎天，赫赫髮乎地，兩者交通，變化以兆，浮游於太虛之中，孰能遁其橐籥乎。二

得於所性，而周遍咸若，人爲備焉。是故，或上或下，俯仰得之，或慘或舒，喜怒得之，或往或來，屈伸得之，或啓或閉，呼吸得之。以至，一動静一方圓，五藏六府胲而存焉。脈有尺寸，上下以別，氣有吹噓，清濁以分。或養形以全生，或受中以立命，左右縱横，取足於身。未有偏勝獨隆，而底於安平者也。〔三〕

覺此而冥焉者，合陰陽於一德，知此而辨焉者，分陰陽於兩儀。飲食有節，起居有常，豐其源而啬出，復其本而固存。吸新吐故以煉藏，專意積精以適神。消息盈虛，輔其自然，保其委和，合彼大和，豈弊弊然以人助天哉。〔四〕

味者方且，以陰虛陽實，欲致其實，陰乏陽饒，欲致其饒。於是自謂，吾能煉陰歸陽，却老而全形，壽蔽天地，無有終時。殊不知，獨陽不生，獨陰不成。〔五〕

風火之類，陽化氣也。寒濕之類，陰化氣也。陽勝則振拉摧拔，炎烈沸騰，故其動，掉眩瘨疾，炎灼妄擾。陰勝則冰雪霜雹，震驚飄驟，故其動，漂泄沃涌，濡積並稸。天地之氣，弗得其平，猶有愆伏之患，人而並毗可乎。故曰，陰不勝陽，則脈流薄疾，並乃狂，陽不勝陰，則五藏氣爭，九竅不通。〔六〕

昔之聖人，原微鍼灸焫，必辨南北之方宜，論可下可

汗，必明地理之高下，其審陰陽如此，則和養之術，朝夕所從事者，宜如何哉。[七]

精神内守章第二 六段

天一而地二，北辨而南交，精神之運已行矣。擬之於象，則水火也，畫之於卦，則坎離也，兩者相須，彌滿六合，物物得之，況於人乎。一

蓋精神，生於道者也，陰陽造化之機，在是矣。然精全則神旺，精耗則神衰。惟天下之至精，爲能合天下之至

神。故其爲物也不貳，則其生物也不測。以精集神，而神於是乎可保，以神使形，而形於是乎可踐。深於道者能之。〔二〕

夫何故，精太用則竭，其屬在腎，專以嗇之可也，神太用則勞，其藏在心，靜以養之可也。唯靜專，然後可以内守。〔三〕

蓋凝於太一者，無非水也，蒸爲雲雨，湛爲淵泉，浚其本而正固之，則派雖逝矣，所以在源者常存。應於次二者，無非火也，擊石而光發，鑽木而煙飛，傳其薪而更續之，則緣雖盡矣，所以在性者不滅。自跡觀之，疑若判矣，要其功用之所歸，則相逮而爲既濟。四

彼修眞者，蔽於補養，輕餌藥石。陽劑剛勝，積若燎原，爲消狂癰疽之屬，則天癸竭而榮涸。陰劑柔勝，積若

凝冰，爲洞泄寒中之屬，則眞火微而衛散。其或探元立本，自索於形體之中，息慮坐觀，疑若有得矣。復持還精補腦，神光纏綿五藏之論，未免徇於方士。五

殊不知，至陰内景，自然清净，至陽外景，自然昭融。誠能葆光襲明，精之又精，神之又神，則可以相天，可以命物，其於變化雲爲，可勝既哉。六

氣形充符章第三 六段

氣兆芒芴，形分渾沌，物則具而冲和委者，無非天地之機緘槖籥也。氣，始而生化，散而有形，布而蕃育，終而象變。氣以形載，形以氣充。惟氣與形，兩者相待。一

即身以觀。藏眞散於肝，筋膜之氣藏焉。藏眞通於心，血脈之氣藏焉。藏眞高於肺，榮衛之氣行焉。藏眞下於

腎，骨髓之氣藏焉。天氣通肺，清者浮也。地氣通嗌，濁者入也。雷氣通心，神者運也。穀氣通脾，虛者受也。肝木達而風氣散，腎水澤而雨氣滋。精氣灑陳爲榮，悍氣慓疾爲衛。水谷變化，榮衛以和。㊁

一呼三寸，與陽俱出，一吸三寸，與陰俱入，陰陽昇降，呼吸以時。氣裏形表，相爲内外，充實無餒，環周不休，歸於權衡，而平正得矣。㊂

其或，食息弗調，動過生疾，於是念慮則氣結，作勞則氣耗。味過於酸，脾氣乃絶，則以食飲不節，五味相克也。心虛夢火，腎虛夢溺，則以藏氣既虧，夢覺相符也。氣體在我，曾不知保，陰陽之沴，其能逃乎。四

乃有，寒疾熱疾，末疾腹疾，惑疾心疾，因於天氣而得之者，爲癰瘍，爲攣痺，爲瘻厥，爲藏寒，爲内疾，因於地氣而得之者，或在頭，或在藏，或在肩背，或在四

肢，因於四時而得之者。五

以至，結爲積聚，逆爲厥狂，宜通而塞爲痛，宜消而息爲痟，若嬰之爲癭，若留之爲瘤。然後，祝由以移變之，針石以補瀉之，湯液以滌除之。豈識夫，陰陽昇降，氣流形和，止疾於未萌者，固自有道也。六

飲和食德章第四

八段

天地散精，動植均賦，氣味滋榮，無器不有。氣爲陽，其生本乎天，味爲陰，其成本乎地。㊀

天食人以五氣，内藏心肺，故聲色昭明，地食人以五味，散養五宫，故氣味相成，而神自生。然則氣也味也，食飲之常然，保生之至要者。㊁

五穀爲養，五果爲助，五畜爲益，五菜爲充，無非具陰陽之和。脾胃待此，而倉廪實，三焦待此，而道路通，榮衛待此，以清以濁，筋骨待此，以柔以正。三

故春多酸，夏多苦，秋多辛，冬多鹹，所謂因其時而調之也。春木王，以膏香助脾，夏火王，以膏臊助肺，金用事，膳膏腥以助肝，水用事，膳膏羶以助心，所謂因其不勝而助之也。四

以子母有相生之道，亦氣同而相求者，若心苦緩，酸以收之，腎苦燥，辛以潤之是也。以夫婦有相予之道，亦相克而相治者，若心欲耎而食鹹，腎欲堅而食苦是也。五

然食飲或過，適所以生患。故酸過則脾絶，鹹過則心抑，甘過則腎不衡，辛過則筋脈弛，苦過則胃氣厚。六

以至，脈凝泣而變色，肉胝膒而唇揭，皮槁毛拔，筋

急爪枯，骨痛髮落。七

與夫，飲食自倍，腸胃乃傷，因而飽食，腸澼爲痔，肥美之過，單陽成癉，酒穀之過，醉飽成厥，是皆窮鼎俎之欲而過傷者也。故曰，陰之所生，本在五味，陰之五宮，傷在五味。其生其傷，有益有損，舉味言氣，可知矣。八

頤神協序章第五

五段

春温夏暑，秋忿冬怒，四時迭運，氣不齊也。方陽用事，萬物以熙，人於是時，以析以因。方陰用事，萬物以凝，人於是時，以夷以隩。蓋天地有正氣，皆本於陰陽，人本冲和，不離於陰陽。其交辨也，其出入也，其顯晦也，既有自然之序，則人之動静作止，闔辟啓處，固有不可紊之宜。〔一〕

东西南北之異方，高平下濕之異地，風俗氣候雖則不同，至於隨時調適，頤神衛生之道則一也。〔二〕

觀內經於四氣之養，必謂之調神，則所以順生長收藏之道者，又不特從不事於形體之間而已。是故，夜卧早起，被髮緩形，見於髮陳之時，且曰，以使志生。夜卧早起，無厭於日，見於蕃秀之時，且曰，使志無怒，使氣得泄。早卧早起，與鷄俱興，見於容平之時，且曰，收斂神氣，使志安寧。早卧晚起，去寒就温，見於閉藏之時，且曰，使志若伏若匿，若有私意，若已有得。蓋氣者，神之主，志者，氣之帥，志完氣充，與時爲宜，則神與生相保，神與生相保，則形神俱久矣。味者，徒知慎寢興居處，不知志意神氣之爲養，雖微風雨寒暑之不襲，而五行眞氣潛損於中。三

故曰，逆春氣則少陽不生，肝氣内變，逆夏氣則太陽不

長，心氣内洞，逆秋氣則太陰不收，肺氣焦滿，逆冬氣則少陰不藏，腎氣獨沉。豈特四時爲然，至有失旦暮之常，不知收拒，而形困薄者多矣。然則，處天地之和，從八風之理，内以恬愉爲務，外不勞形於事，非聖人孰能之。四

彼起居如驚，神氣乃浮，與夫務快其心，逆於生樂者，何足以達此。道者，聖人行之，愚者佩之，豈虚語哉。五

通術循理章第六

四段

聲合五音，色合五行，脈合陰陽，孰爲此者，理之自然也。玄牝賦形，既有自然之理，良工治疾，亦有自然之宜。或以指別，或以類推，或以意識，或以目察。有治而愈者，有不治而愈者，有可湯液醪醴者，有可針石灸焫者。惟能，審奇常明標本，知內外別參伍，則萬物之術，舉積此矣，奚必操詭譎，以求異於世俗哉。一聖人著教，謂，藏於精者，春不病温，則論温熱者，宜識全精之爲本，謂，知七損八益，二者可調，則論陰陽之勝者，宜識天癸之度，謂，筋脈和同，骨髓堅固，氣血以從，必本於陳陰陽，蓋沖和不偏，斯無陽狂陰閉之患。謂，骨正筋柔，氣血以流，腠理以密，必本於和五味，蓋五味相濟，斯無五宫之傷。凡治病於未萌者如此。二

至於，論熱病則曰，各通其藏脈，懼汗泄非宜也。論

癰腫筋攣則曰，治以四時之勝，懼砭石妄施也。論脾癉口甘則曰，治之以蘭，姑欲蠲其陳氣，懼藥性之過悍也。伏梁疑若可攻，特告以勿動亟奪，息積疑若可毒，特告以積爲導引。脈不至若瘖，特告以不治自已，陽厥怒狂，特告以奪食即已。凡治病於已然者如此。㊂

是皆達自然之理，以合自然之宜，故能優遊於望聞問切之間，而坐收全功。若乃，泥通方惑剿說，不審逆從，不別陰陽，湯劑並進，針石交攻，曾不知，穀氣不入，眞氣既微，故疾未已，新病復起。此疏五過徵四失者，以受術不通，不能循理，爲粗工之戒。[四]

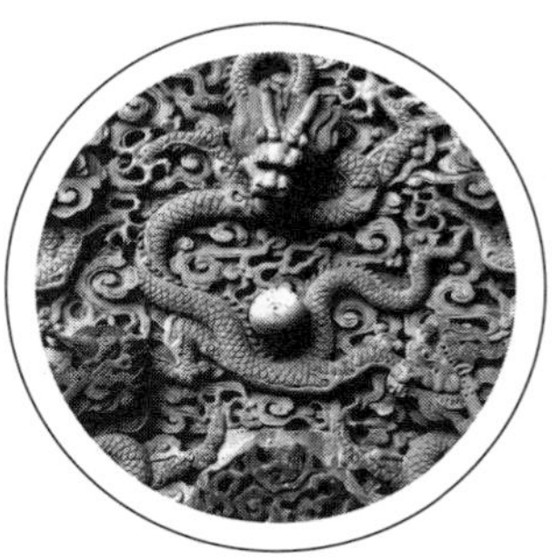

聖濟經 卷之二

原化篇

共六章

· 孕元立本章第一
· 凝形殊禀章第二
· 氣質生成章第三
· 藏眞賦序章第四
· 扶眞翼正章第五
· 和調滋育章第六

孕元立本章第一　四段

有泰初，有泰始。渾淪一判，既見氣矣，故曰太初，既立形矣，故曰太始。氣初形始，天地相因，生生化化，品物彰矣。故曰，大哉乾元，萬物資始，至哉坤元，萬物資生。有生之初，雖陽予之正，育而充之，必陰爲之主，因形移易，日改月化，無非坤道之代終也。〔一〕

謂之妊，陽既受始，陰壬之也。謂之胞，已爲正陽，陰包之也。謂之胚，未成爲器，猶之坯也。謂之胎，既食於母，爲口台也。若娠則以時動也，若懷則以身依也。天之德，地之氣，陰陽之至和，相與流薄於一體，唯能順時數，謹人事，勿動而傷，則生育之道得矣。二

觀四序之運，生長收藏，貸出萬有，儀則咸備，而天

地之氣未始或虧者，蓋陰陽相養以相濟也。〔三〕

昧者，曾不知此，乃欲拂自然之理，謬爲求息之術。方且，推生克於五行，蘄補養於藥石，以僞勝眞，以人助天，雖或有子，孕而不育，育而不壽者，衆矣。昔人論年老有子者，男不過盡八八，女不過盡七七，則知氣血在人，固自有量，夫豈能逃陰陽之至數哉。〔四〕

凝形殊禀章第二 六段

天地者，形之大也，陰陽者，氣之大也，惟形與氣相資而立，未始偏廢。男女媾精，萬物化生，天地陰陽之形氣寓焉。一

語七八之數，七，少陽也，八，少陰也，相感而流通。

故女子二七而天癸至，男子二八而天癸至，則以陰陽交

合，而兆始故也。[二]

語九十之數，九，老陽也，十，老陰也，相包而賦形。故陰窮於十，男能圍之，陽窮於九，女能方之，則以陰陽相生，而成終故也。[三]

元氣孕育，皆始於子。自子推之，男左旋，積歲三十而至巳，女右旋，積歲二十而至巳。巳爲正陽，陰實從

之。自巳懷壬，男左旋十月而生於寅，女右旋十月而生於申，申爲三陰，寅爲三陽，而生育之時著矣。四

其禀賦也，體有剛柔，脈有强弱，氣有多寡，血有盛衰，皆一定而不易也。以至，分野異域，則所産有多寡之宜，吉事有祥，則所夢各應其類。是故，荆揚薄壤多女，雍冀厚壤多男，熊羆爲男子之祥，虺蛇爲女子之祥，是皆理之可推也。五

胎化之法，有所謂轉女爲男者，亦皆理之自然。如食牡鷄，取陽精之全於天産者，帶雄黄，取陽精之全於地産者，操弓矢，籍斧斤，取剛物之見於人事者。氣類潛通，造化密移，必於三月造形之先。蓋方儀則未具，陽可以勝陰，變女爲男，理固然也。〔六〕

氣質生成章第三 七段

具天地之性，集萬物之靈，陰陽平均，氣形圓備，咸其自爾。然而，奇偶異數，有衍有耗，剛柔異用，或强或羸，血榮氣衛，不能逃乎消息虛盈之理，則稟貸之初，詎可一概論。㊀

是以，附贅垂疣，駢拇枝指，侏儒跛蹩，形氣所賦，有

有如此者。瘡瘍癰腫，聾盲瘖瘂，瘦瘠疲瘵，氣形之病，有如此者。然則，胚胎造化之始，精移氣變之後，保衛輔翼，固有道矣。二

天有五氣，各有所湊，地有五味，各有所入，所湊有節適，所入有度量，凡所畏忌，悉知戒慎，資物爲養者，理宜然也。三

寢興以時，出處以節，可以高明，可以周密，使霧露風邪，不得投間而入，因時爲養者，理宜然也。四

以至，調喜怒，寡嗜欲，作勞不妄，而氣血從之，皆所以保攝妊娠，使諸邪不得干焉。五

苟爲不然，方授受之時，一失調養，則内不足以爲中之守，外不足以爲身之强，氣形弗充，而疾疢因之。若食

兔唇缺，食犬無聲，食雜魚而瘡癬之屬，皆以食物不戒之過也。心氣大驚而瘨疾，腎氣不足而解顱，脾胃不和而羸瘦，心氣虛乏而神不足之屬，皆以氣血不調之故也。六

誠能於食物知所戒，推而達之，五味無所傷，誠能於氣血知所調，推而達之，邪氣無所乘，兹乃生育相待而成者，故曰天不人不因。七

藏眞賦序章第四

五段

水木火土金爲序者，以其相生，有母子之道也，水火金木土爲序者，以其相克，有夫婦之義也。相生所以相繼，相克所以相治。惟人禀生，命門肇乎始胎之後，未有不以相克成者。一

原自乾坤交遘於亥，一陽始壬於西北。壬爲陽水，合

丁之陰火而生丙。丙爲陽火，合辛之陰金而生庚。庚爲陽金，合乙之陰木而生甲。甲爲陽木，合己之陰土而生戊。戊爲陽土，合癸之陰水而生壬。兹夫婦之義，化毓妙理，由是出焉。〔二〕

方其壬之兆懷，命門初具。有命門然後生心，心生血，法丁之生丙也。有心然後生肺，肺生皮毛，法辛之生庚也。有肺然後生肝，肝生筋，法乙之生甲也。有肝然後生

脾，脾生肉，法己之生戊也。有脾然後生腎，腎生骨髓，法癸之生壬也。㊂

有腎則與命門合，而二數備矣，壬者其一水一石之謂歟，此腎於五藏，所以獨偶。苟徒知在器有權與準，在物有黿與蛇，在色有赤與黑，而不知一水一石之道，是未達生化之妙本。太一眞精，兆於水，立於石，故火之悍，金之堅，木之橈，土之和，得以賅存諸中，其相克相治者，

乃所以成耶。犯人之形者，詎可一於相生相繼，而欲以收成物之功哉。四

析而推之，一月血凝，二月胚兆，三月陽神爲魂，四月陰靈爲魄，五月五行分五藏，六月六律定六府，以及七情開竅，八景神具，宫室羅布，氣足象成，靡不有自然之序。觀妙之士，兩之以九竅之變，參之以九藏之動，了然胸次，無或逆施者，蓋得其始生之序如此。五

扶眞翼正章第五

四段

泥在鈞，金在鎔，惟陶冶所成，子之在母，豈無待而然耶。一

蓋專精孕氣，大鈞賦形，有人之形，不能無人之情。彼其視聽言動，好憎欲惡，雖冥於隱默之中，而美惡特未定也。善母道者，引而發之，若爲之訓迪，若爲之挑達，

彼將因物而遷，因形而革，有不期然而然者。〔二〕

故示以賢人君子，使之知所以好德，示以禮法度數，使之知所以制心，揚之以聲音之和，則若琴瑟鐘鼓者，欲其厭足於耳，作之以剛毅之氣，則若犀象軍旅者，欲其感動於目，觀圭璧珠玉，則取夫陰陽之至精，誦詩書箴誡，則取夫言語之至正者，以至調心神，和情性，戒喜怒，節嗜欲，是皆因物隨感，有益於得者也。〔三〕

若乃人有殘廢，物有醜惡，鳥獸之有毒怪者，則欲其勿見，若形有不全，割有不正，味有異常者，則欲其勿食，是又防閑忌慎，無所不用其至。夫其在母也如此，則居然而生，明智而忠厚，端莊而好德，美好而壽考，無足怪矣。是謂，外象而内感也。昔太任之妊文王，目不視惡色，耳不聽淫聲，口不出敖言，而世傳胎教者以此。四

和調滋育章第六 六段

食氣於母，所以養其形，食味於母，所以養其精，形精資育，氣味爲本，豈無時數之宜哉。一

原四時之化，始於木也，十二經之養，始於肝也，滋肝之經，足厥陰之脈也。自厥陰次之，至於太陽，自一月積之，至於十月，五行相生之氣，天地相合之數，舉在於

是。然手少陰太陽之經，無所專養者，以君主之官，無爲而已。此皆母之眞氣，子之所賴以養形者也。〔二〕

若夫胚膏之始，食必甘美，欲扶其柔脆，味必忌辛，懼散其凝聚。既胎之後，食秔稻魚雁於四月，以通水精之成血，食稻麥牛羊於五月，以助火精之成氣，食猛鷙於六月，以强金精之成筋，食秔稻於七月，以堅木精之成骨，八月九月，受土石之精，以成膚革皮毛，則形已備矣。飲

醴食甘，輔其中和而已。是皆天地動植之産，子之所賴以養精者也。〔三〕

氣味之養，和理鐘萃，深根固蒂，其道出焉。雖或氣有不調，藥石以攻而子不受弊者，有業故也。〔四〕

或者，以妊娠毋治，有傷胎破血之論。夫豈知邪氣暴戾，正氣衰微，苟執方無權，縱而勿藥，則母將羸弱，子安能保。上古聖人謂，重身毒之，有故無殞，衰其大半而止。蓋藥之性味，本以療疾，誠能處以中庸，與疾適當，且知半而止之，亦何疑於攻治哉。五

又況，胞胎所繫，本於生氣之原，而食飲與藥，入於口而聚於胃，胃分氣味，散於五藏，苟非大毒駃劑，豈能遽達於胞胎耶，所謂毋治則過矣。六

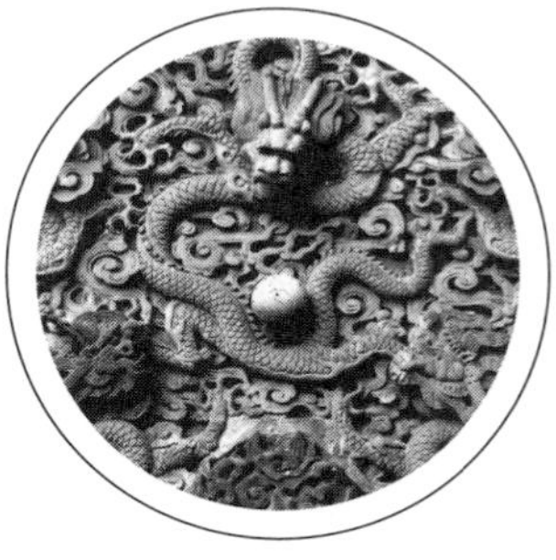

聖濟經 卷之三

慈幼篇

共四章

- 保衛鞠育章第一
- 乳哺襁褓章第二
- 形氣變成章第三
- 稽原疾證章第四

保衛鞠育章第一

六段

五行孕秀，有春夏秋冬異宜者，五形有殊相也。陰陽委和，有骨筋氣血不同者，五態有殊氣也。〔一〕

夫始生而蒙，冲和均禀，五行陰陽，形態潛異。蓋母氣胎育，有盛衰虛實，其在子也，固有剛柔勇怯之異。是以嬰兒初舉，污穢欲其蕩滌，不足欲其輔翼，冲和欲其保全。〔二〕

如惡血未納，拭以綿指，吞而在胸膈者，吐以甘草，入而在腹中者，利以黄連汞粉，皆所以革污穢也。啼聲不發，呵臍以温之，甚者灸焫以攻之，皆所以助不足也。衛囟之天五，杜風池之邪，浴之以通血脈，哺之以助穀神，皆所以養冲和也。〔三〕

三者保子之常法。然同爲吐利，而吐利有輕重，同爲灸焫，而灸焫有多寡，或先吐利，必使污穢畢除，或先灸

焫，必使疾疢不作，然後，眞氣自育。彼其緩急先後之序，隨時變通，不可泥於一曲也。四

前世之書，執小兒氣盛之論者，不知陽中之有陰，而專於吐利。執河北關中地寒之論者，不知南北之異，而專於灸焫。或以謂，六歲爲兒，而嬰孺之病無承據，不知榮衛血氣有生皆全也。或以謂，小兒脈候多端，與老壯有殊，不知藏府呼吸有形皆同也。五

通識之士，必察剛柔勇怯之所以異，視其污穢，無憚於吐利，視其虛弱，無憚於灸焫，審於五形，適以寒温之宜，審於五態，道以陰陽之平，病之輕重緩急，隨證以治之，不必蔽於難治也，脈之長短遲速，因形以別之，不必拘於至數也。明乎此，則慈幼之道其庶乎。六

乳哺襁褓章第二 五段

人之初生，胃氣未固，膚革未成，乳飲易傷，風邪易入。乳哺欲其有節，襁褓欲其有宜，則達其饑飽，察其强弱，適其穠薄，循其寒燠者，蓋有道矣。一

是以論乳者，夏不欲熱，熱則致嘔逆，冬不欲寒，寒則致咳痢，母不欲怒，怒則令上氣顛狂，母不欲醉，醉則

令身熱腹滿。母方吐下而乳，則致虛羸，母有積熱而乳，則變黄不能食，新房而乳，則瘦瘁交脛不能行。〔二〕

論襁褓者，衣欲舊帛，綿欲故絮，非惟惡於新燠也，亦資父母之餘氣，以致養焉。重衣温厚，幃帳周密，則減損之。苟爲不然，傷皮膚，害血脈，瘡瘍發黄，是生多疾，皆不可不察也。〔三〕

然論乳者，又有用哺之法，蓋哺所以賴穀氣也。始生三日用飲，過三日用哺，哺之多少，量日以爲則，如是則五藏得所養，而胃氣壯矣。論襁褓者，又有去寒就温之法，方天和無風之時，携持保抱，嬉戲日中，如是則，血凝氣剛，骨骼成就。[四]

觀夫陰地草木，以其不歷風日，故盛夏柔脆，未秋摇落，而鮮克有立，况於人乎。聖人論，食飲有節，起居有常。矧嬰兒者，其肉脆，其血少，其氣弱，乳哺襁褓，庸可忽諸。[五]

形氣變成章第三 六段

天有精，地有形。形精相感，而化生萬物，故曰，天地者，萬物之父母也。天爲陽，地爲陰，水爲陰，火爲陽，陰陽者，血氣之男女，水火者，陰陽之證兆。一

惟水火既濟，血氣變革，然後剛柔有體，而質形立焉，造化鑪錘間，不能外是以成物。茲嬰孺始生，有變

蒸之理也。㈡

原受氣之初，由胚胎而有血脈，由血脈而成形體，由形體而能動，由動而筋骨立，以致毛髮生而藏府具，穀氣入胃而百神備，是乃具體未形，有常不變之時也。若夫萌區有狀，留動而生，血脈未榮，五藏未固，尚資陰陽之氣，水火之濟，甄陶以成，非道之自然以變爲常者哉。㈢

兒生三十二日一變，六十四日再變且蒸。變者上氣，蒸者體熱。上氣，則以五藏改易，氣皆上朝藏眞高於肺，而肺主氣故爾。體熱，則以血脈敷榮，陽方外固，陽在外，爲陰之使故爾。積二百八十八日九變，三百二十日十變五蒸，是之謂小蒸畢。後六十四日一大蒸，積二百五十六日大蒸畢。凡五百七十六日變蒸數足，形氣成就，每經一變，則情態異常。四蓋天有五行御五位，以生寒暑燥濕風，人有五藏化五氣，以生喜怒悲憂恐。七情之生，得非成於變蒸之後耶。其候有輕重，其時有遠近，輕者體熱微汗，時有驚候，耳與後陰所會皆冷。重者壯熱而脈亂，或汗或否，此其候也。平者五日而衰，遠者十日而衰矣。先期後日，後之五日，爲十日之中，熱乃除，此其時也。五

當是時，務致和平，不欲驚擾，灸刺湯劑，皆非所宜。

或先變而熱作，或後蒸而未解，則治之當如成法。或變蒸之中，加以時行温病，與夫非變蒸而得天行者，其診大率相類，惟耳及後陰所會皆熱爲異爾。學者可不審焉。六

稽原疾證章第四

四段

嬰孩，氣專志一，終日號而嗌不嗄，和之至也。然五藏未定，雖微喜怒嗜欲之傷，然風雨寒暑，飲食居處，易以生患。故外邪襲虛，入爲諸風，肥甘之過，積爲疳黃，襁褓不慎，則膚腠受邪而寒熱，出處不時，則精神不守而客忤，蘊熱而斑毒，積冷而夜啼，皆陰陽之寇，甚於剛壯者也。一況根於中者，與生俱生，如母驚傷胎，生而癲疾，腎氣不成，生而解顱，風熱傷胎，生而口噤，風冷傷胎，生而軀啼，納污之爲血癖也，胎弱之爲諸癎也。率由孕育之初，殆非一朝一夕之故，是以，善保赤子，治法尤詳。二

吐下灸刺，熨浴粉摩，泛應而機隨，若病在胸中，穢汁既吞，必吐而愈，病在腸中，乳哺不進，必下而愈。重腭重齗，治以微針，暴癎身直，治以灸焫。熨風池以泄微

邪，浴皮膚以散寒熱，摩胸以通鼻塞，粉汗以密腠理。至若重舌以膜，斷之以爪，邪癘之氣，禳以祝由。〔三〕

蓋稚弱感疾，易於滋蔓。推惻隱之心者，要在防微杜漸，故無所不用其至也。彼拘於無治，或欲如田舍兒，任其自然，未免爲失病之機，過於救治，或欲不问春夏，蕩以駃劑，未免有湯液之傷，是皆一偏之蔽，非知治之大體也。〔四〕

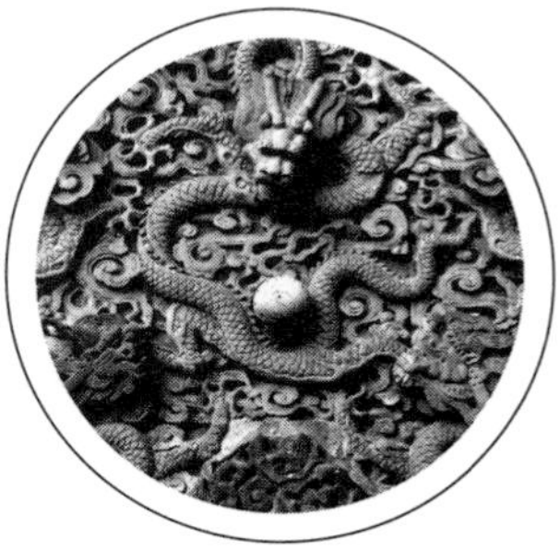

聖濟經　卷之四

達道篇

共四章

· 洞化知體章第一
· 察色精微章第二
· 持脈虛静章第三
· 候氣守經章第四

洞化知體章第一 十段

人之精神，與天地相爲流通，出入昇降，消息盈虛係焉。故耳目手足，均一身也，而致用各異，十二經脈，皆榮衛也，而多寡不齊。溫熱涼寒有方，勇怯動靜有變。一

東南方陽也，陽精並於上，西北方陰也，陰精並於下。並於上則上明而下虛，故耳目雖明，而手足不若右之爲

强。並於下則下盛而上虛，故手足雖强，而耳目不若左之爲明。茲耳目手足之異也。二

厥陰多血少氣，少陰少血多氣，太陰多氣少血，三陰之常數，本乎地者如此。少陽少血多氣，陽明多氣多血，太陽多血少氣，三陽之常數，本乎天者如此。茲十二經脈之異也。三

子美盡於西北，知西北之爲陰。午美極於東南，知東南之爲陽。陽者其精降於下，陰者其精拱於上。陽精下降，故右熱而左温，陰精拱上，故左寒而右凉。豈不曰地有高下，氣有温凉，高者氣寒，下者氣熱耶。四

夜行則傷陰，故喘出於腎，其氣傷肺。有所墮恐則傷血，故喘出於肝，其氣傷脾。有所驚恐則傷氣，故喘出於肺，其氣害心。是時，勇者氣行則已，怯者則著而爲病。

豈不曰，人之驚恐恚勞動静，皆爲之變耶。五

洞達其然，故手足耳目，明邪之所感，則知俱感於邪，其在上則右甚，其在下則左甚也。於經脈得治病之序，則知氣血常數，多寡盛衰，然後瀉有餘補不足也。明溫熱涼寒之殊，則適寒涼者必脹，適温熱者必瘡，下則脹已，汗則瘡已。觀人之勇怯，皮膚骨肉，故能知其情，以爲診法焉。六

非惟是也。陰精所拱其人壽，陽精所降其人夭，則知西北之氣散而寒之，東南之氣收而温之。高者其氣壽，下者其氣夭，則知崇高之地，爲陰所勝，污下之地，爲陽所勝也。七

形樂志苦者，病生於脈，形苦志樂者，病生於筋，形志皆樂者，病生於肉，形志皆苦者，病生於咽嗌。在脈則

治以灸刺，在筋則治以熨引，在肉則治以針石，在咽嗌則治以百藥。八

夫命之壽夭，情之苦樂，豈無得而然哉。以至求氣交之分，知物生之所由，辨肥瘠之形，知榮衛之盛衰，問貴賤，知三診之妙。九

此古之治病者，所以明天道地理，陰陽更勝，氣之先

後，人之夭壽，生化之期，然後可以知人之形氣。若夫不達貧富貴賤之所處，剛柔緩急之所禀，與夫寒温飲食之節，則適以自亂，而不足以自明爾。〔十〕

察色精微章第二 六段

形色，天性也，色爲有變。蓋留動而生，吻合五行，上下左右，皆有定位，至其妙應四時，難測難窮。茲爲微診，惟能察精明以揆奇常，以通神明，望而可知，所以進乎智而與乎神也。㊀

故青赤見於春，赤黄見於夏，黄白見於長夏，白黑見於秋，黑青見於冬，是謂五藏之生者，以五行之相繼也。得肝脈，色見青白，心脈見赤黑，脾脈見黃青，肺脈見白赤，腎脈見黑黃，是謂眞藏之見者，以五行之相克也。〔二〕

滋榮者其氣生，如翠羽鷄冠蟹腹豕膏烏羽是也，枯夭者其氣敗，如草兹衃血枳實枯骨如炲是也，於其奪否，知病新故，於其淺深，知治久近，於其上行，知病愈甚，於其下行，知病方已，或從内走外，或從外走内，變化隱

顯，豈一端而已哉。三

若乃肺風而眉白，心風而口赤，肝風而目青，脾風而鼻黄，腎風而肌黑，以風善行數變故爾。肝熱而左頰赤，肺熱而右頰赤，心熱而顔赤，脾熱而鼻赤，腎熱而頤赤，是諸熱皆屬於火故爾。四

以至青黑爲痛，黄赤爲熱，白爲寒，以五氣不同故爾。

鼻端青爲腹冷，黑爲水氣，白爲無血，黄爲胸寒，赤爲有風，鮮明爲留飲，以五色取决於此故爾。然審病者又加以脾眞爲本，蓋脾眞之黄，是謂天五之氣。五色五明，病雖持久而面黄必生者，謂其眞氣外榮也。五

此數者雖皆成法，然自非必净必清，見曉於冥冥，以神遇而不以目視，官知止而神欲行，則眉睫之間，欲其萬全者難矣。黄帝所謂，積神於心，屬意勿去，誠得諸此。六

持脈虛靜章第三

八段

陰陽者脈之本，尺寸者脈之部，内外者脈之分。形有長短，體有肥瘠，性有緩急，志有苦樂，審如是者，持脈之法也。致虛守靜，其神無營，俾事物不得入其舍，乃持脈之道也。進乎法而造乎道，定於己而應於人，則有過之脈可求焉。一

是故，輕重有差，至數有辨，脈口人迎，上下胥應，本

末寒温之相守，形肉血氣之相宜，應春而圓，應夏而方，應秋而平，應冬而沉，皆脈理之常然也。〔二〕

悉以胃氣爲本。胃氣者，陰陽之衡氣，所謂浮中沉是矣。若春欲弦，必胃而弦可也，但弦無胃氣，則非平脈。夏欲鈎，必胃而鈎可也，但鈎無胃氣，則非平脈。秋欲毛，必胃而毛可也，但毛無胃氣，則非平脈。冬欲石，必胃而石可也，但石無胃氣，則非平脈。〔三〕

故曰，診病之始，五决爲紀。欲知其始，先建其母。夫微妙在脈，察之爲難，持以虛静，則難者斯易。四

蓋無所於忤，虛之至也。一而不變，静之至也。唯虛故能實，實則有倫而不亂。唯静故能動，動則無入而不自得。胡不觀鑑之爲物，不將不迎，應而不藏者，唯虛而已，水之爲物，明燭鬚眉，其平中準者，亦静而已。鑑之虛水之静猶然，而況聖人論理人形，列别藏府，審清濁而知部分，理色

脈而通神明乎。向非虛一而靜，則形與診相類。五

膠於疑似者未易辨。脈與尺相應，有微有甚者未易調。知春夏秋冬之常，而不知以天五爲宗。知權衡規矩之應，而不知有覆診之異。彼粗工者，色聲亂其耳目，趣舍汨其心術，或奪於利害，或怵於驚懼，神者不自許也。其於按而紀之，終而始之，内外之法，無一之能知矣。六

診法所以首及平旦之時者，蓋取夫陰陽適平，經絡調順，飲食未進，氣血未亂，彼我虛靜之時歟。七

故曰，經脈十二，絡脈三百六十五，此皆人之所明知，工之所循用也。其不全者，精神不專，志意不理，內外相失，故時疑殆。審燭厥理，則痀僂之承蜩，津人之操舟，梓慶之削鐻，所以皆進乎技。八

候氣守經章第四 六段

十二經脈，以氣爲陽，以血爲陰，周行一身，分流如汲，以應地之經水十有二焉。足陽明合於海，足太陽合於清，足少陽合於渭，足太陰合於湖，以至足厥陰之合於沔，足少陰之合汝，手陽明之合江，手太陽之合淮，手少陽之合漯，手太陰之合河，手心主之合漳，手少陰之合濟。凡此皆外有原，而內有所禀，外內相貫，如環無端。一聖人於此候氣，常以平旦爲紀，以漏水下百刻，晝夜行流，與天同度，終而復始。故曰，天有宿度，地有經水，人有經脈。經脈者，行血氣，通陰陽，以榮於身者也。人之血氣充盈，膚革堅固，譬諸水行地中，衆流葉應，安得湮塞泛溢，以速灸焫針石之苦耶。二

唯動過生疾，則有感天之邪氣而害五藏者，感水穀之寒熱而害六府者，感地之濕氣而害皮肉筋脈。若是則非

熨引按摩所能獨治，亦非藥石所能獨攻也。補瀉工巧之術，於是行焉。〔三〕

蓋有餘瀉之，不足補之，五藏所以致疾者，不失之過，則失之不及。舉天一地二，人身之本言之，如水之精爲志，火之精爲神。神有餘則瀉小絡之血，不足則視其虚絡，按而致之，志有餘則瀉然谷之血，不足則補其復溜。氣也，血也，肉也，有餘不足瀉補之道，從可知矣。〔四〕

觸類而長之，則上下有紀，左右有象，督任有會，腧合有數。知絡滿經虛，則灸陰刺陽，而經滿絡虛，則刺陰灸陽。氣之所並，爲氣實血虛，血之所並，爲血實氣虛。脈與氣俱實爲重實，脈與氣俱虛爲重虛。審其陰陽，以別剛柔，陽病治陰，陰病治陽，定其血氣，各守其鄉，以契夫消息盈虛之理而已。五

然上工治未病，其次治未盛，其次治已衰。粗工逆此，

是謂伐形。伐形者，不可灸而灸，不可刺而刺是也。昔人有言，微數之脈，慎不可灸，因火爲邪，是爲煩逆，追虛逐實，血散脈中，是爲不可灸也。熇熇之熱，漉漉之汗，渾渾之脈，其病皆逆，大怒大驚之屬，其氣皆逆，是爲不可刺也。舉兹二者，則凡得脈浮身熱，與夫病脈相戾之證，其不可灸刺，亦類見矣。六

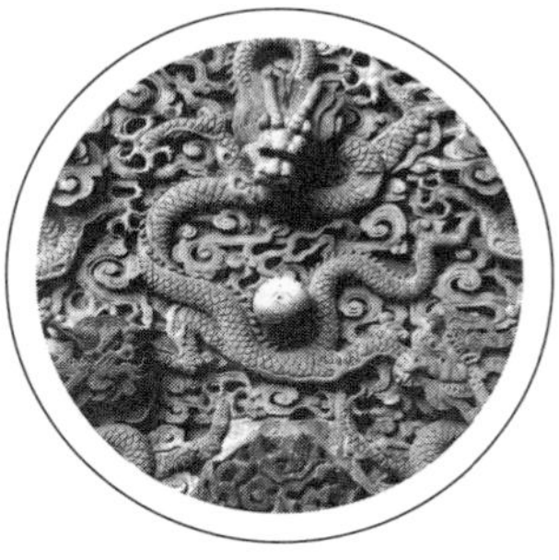

聖濟經　卷之五

正紀篇

共五章

· 理貫三才章第一
· 循常施化章第二
· 形精孚應章第三
· 政治權衡章第四
· 生氣資治章第五

理貫三才章第一　四段

天以清輕辟乎上，地以重濁辟乎下，運以回薄而應乎中。擬諸三才，其用各有所達，擬諸三極，其中各有所會，擬諸三元，其氣各有所統，貫三爲一，則道無二致，而理亦同歸。〔一〕

寒暑燥濕風火，氣固然矣。然氣不獨用，必待於形，然後爲之生化。木火土金水，形固然矣。然形不獨立，必資於氣，然後爲之蕃育。先立其年，以知其氣，運固然矣。然運不自用，必與天地陰陽相參相應，然後能成乎歲功。〔二〕

氣有多少，形有盛衰，運有大小。有餘而往，不足隨之，不足而往，有餘從之，察夫有餘不足，則知消息盈虚，皆自然之數。有勝有復，有治有淫，察夫勝復淫治，則知昇降往來，皆自然之理。原始要終，以平爲則。德化政令，不能相加也，盛衰勝復，不能相多也，往來大小，不能相過也，用之昇降，不能相無也。知此，則始可與議道之太常矣。〔三〕

雖然，通天下一氣，未有麗於氣而能外夫形之範圍，類萬物一形，未有麗於形而能出乎氣之橐籥，其巧妙，其功深，固非小智所能窺測也。而論造化必本之氣運者，蓋天職生覆，穹然而剛健，地職形載，隤然而止静，運以統歲，布化而遞遷，相感相召而損益著，生生化化而品彙彰，宜有至神不測爲之，斡旋宰制乎其間。故曰，陰陽者，天地之道路，萬物之綱紀，變化之父母，生杀之本始，神明之府也。又曰，物生謂之化，物極謂之變，陰陽不測謂之神，神用無方謂之聖。倘不知此以謂，天自運乎，地自處乎，運氣立其中乎，是乃裂一爲三者爾，夫豈足以語造化之全功哉。四

循常施化章第二 九段

陰陽妙本，通天地爲一氣。自其定位言之，則寒暑燥濕風火，天之陰陽也，三陰三陽上奉之，木火土金水，地之陰陽也，生長化收藏下應之。有形者，位乎下而上奉於天，無形者，運乎上而下應於地。有之以爲利，無之以爲用，天地陰陽之理，無餘蘊焉。一六節氣位，有三陰有三陽。厥陰風木爲初氣，自斗建丑正，至卯之中，風氣乃行，爲號令之始以應春。少陰君火爲二氣，自斗建卯正，至巳之中，暄淑乃行，不司炎暑以應君德。少陽相火爲三氣，自斗建巳正，至未之中，炎熱乃行以應夏。太陰濕土爲四氣，自斗建未正，至酉之中，雲雨乃行以應四季。陽明燥金爲五氣，自斗建酉正，至亥之中，清氣以行以應秋。太陽寒水爲六氣，自斗建亥正，至丑之中，寒氣乃行以應冬。皆六十日有奇，凡兹位

之不變者也。〔二〕

如子午之歲，少陰司天爲三氣，陽明在泉爲終氣，則知，太陽爲初，厥陰爲二，太陰爲四，少陽爲五。卯酉之歲，陽明司天爲三氣，少陰在泉爲終氣，則知，太陰爲初，少陽爲二，太陽爲四，厥陰爲五。凡茲位之相推者也。舉子午卯酉之歲，則他可觸類而知矣。〔三〕

不變者靜而守位，故曰主，相推者動而不息，故曰客。二氣施布，或止或流，茲所以天氣下降，氣流於地，地氣上昇，氣騰於天，高下相召，昇降相因，勝復淫治，於是行焉。四

故曰，五六相合而七百二十氣爲一紀，凡三十歲，千四百四十氣，凡六十歲而爲一周，不及太過，斯皆見矣。然天以六爲節，地以五爲制者，以天氣不加君火故也。知

此，則六氣客主，周而復始，時立氣布，如環無端，天下至賾存焉。五

非惟客主加臨爲然。若火運歲少陽爲天氣之屬，是天與運適相符合，故有所謂天符者。木運臨卯之屬，是運與歲適相會遇，故有所謂歲會者。六

木運歲下加厥陰之屬，則又謂之同天符，以有餘而加

故也。水運歲下見太陽之屬，則謂之同歲會，以不足而加故也。七

甲運臨辰戌，既曰歲會，乃復下見太陰，則又謂之歲會同天符。土運臨丑未，火運臨午，金運臨酉，既曰歲會，乃復丑未上見太陰，午上見少陰，酉上見陽明，則又謂之太乙天符。八

是皆上下相遘，寒暑相臨，氣相得而和之候耶。良工，審劑調經，明標探本，宜悉意於此。況夫六化分治，五味五色所生，五藏所宜，皆消息盈虛係焉，曾未洞達，而曰能已人之疾，可乎。九

形精孚應章第三 八段

虹霓雲霧，風雨四時，此積氣之成乎天者也，山嶽河海，金石水火，則積形之成乎地者也。肇自丹天之氣，橫於牛女之墟，黅天之氣，呈於心尾之分，蒼天之氣，經於危室柳鬼，素天之氣，經於亢氐昴畢。玄天之氣，經於張翼婁胃，則知形氣渾淪之初，所謂五運之化，蓋已符五星之精矣。一形精相感，化出品彙，五行迭運而不窮，五星遞照而不忒。故曰，七曜緯虛，五行麗地。地者，所以載生成之形類，虛者，所以列應天之精氣，形精之動，猶根本之與枝葉。味者，徒見積氣昭乎上，積形位乎下，歲運位乎中，曾未達貫三爲一之理也。【二】

五行之氣，上應五星，內徹五藏，歲運更治，盈虛相從，非太過則不及。方其過也，氣必有盭，己勝者蒙其害，逮其甚也，物極斯反，勝己者亦能乘之。如歲木太過，風氣流行，脾土受邪，觀歲星之色，則知木氣彌盛。歲火太過，炎暑流行，肺金受邪，觀熒惑之色，則知火氣彌盛。歲土太過，雨濕流行，腎水受邪，觀鎮星之色，則知土氣彌盛。邪傷肝木，知歲金之太過，燥氣有餘，著驗乎太白，邪害心火，知歲水之太過，寒氣有餘，著驗乎辰星，得非氣有必盭，而己勝者蒙期害歟。[三]

如木運過甚而肝自病，太白之色得以復其守。火運過甚而心自病，辰星之色得以復其守。土運過甚而脾自病，歲星之色得以復其守。金甚則肺病，熒惑之色得以復其守。水甚則腎病，鎮星之色得以復其守。得非物極斯反，而勝己者亦能乘之歟。〔四〕

凡茲歲運太過所應然爾，若其不及，則勝復行焉。如木不及而金勝，則星應乎太白。火不及而水勝，則星應乎辰。土不及而木勝，則星應乎歲。金不及而火勝，則星應乎熒惑。水不及而土勝，則星應乎鎮。至於勝極來復，則木運之歲，熒惑克金，火運之歲，鎮星克水，土運之歲，太白克木，金運之歲，辰星克火，水運之歲，歲星克土。其相克者，乃所以相合。〔五〕

五運之政，猶權與衡，高者抑之，下者舉之，化者應之，勝者復之，要皆適其平而已。夫惟平氣協應，故星軌

循度，疾疢不作，於此可以察天地之和也。六

或曰，勝復之歲，不能無災。然九州異域，九星異宮，陰陽沴氣，亦不遍及。如少角之歲，木運不及，則災青之分，少徵之歲，火運不及，則災揚之分，少宮之歲，土運不及，則災豫之分，少商之歲，金運不及，則災梁之分。少羽之歲，水運不及，則災冀之分。七

木火土金皆有應宫，然非正司也，不爲災眚，特居乾坤艮巽之方，以爲之應爾。水無應宫者，是又天地之父母，万物之所從出，太一爲水之尊號故歟。觸類推之，則五音所合，五色所象，五事所主，五常所本，皆形精攸應，自然之理也。八

政治權衡章第四

八段

成變化，行鬼神，往來無所終窮者，莫大於五行。在天之爲氣，在地之爲形，由中之爲運，其有外於是哉。於是，有相生相繼相克相治者，相生相繼，則相得者也，爲和爲平，是爲卒氣，相克相治，則不相與者也，有勝有復，有過有不及，其變不可勝察矣。一雖然，以迹而觀，固有差數。及揆之理，以平爲期而已。故曰，知其要者，一言而終，不知其要，流散無窮。姑摭其要而言之，有天氣生運，有運生天氣，有天氣勝運，有運勝天氣，名雖不同，理皆可考。若二火爲天氣遇甲，太陰爲天氣遇乙，陽明爲天氣遇辛，太陽爲天氣遇壬，厥陰爲天氣遇癸，此皆天氣生運也。天氣生運，斯爲順化。〔二〕

若太陰爲天氣遇癸，二火爲天氣遇壬，陽明爲天氣遇

己，太陽爲天氣遇庚，厥陰爲天氣遇辛。此皆運生乎天氣也。運生天氣，雖曰相生，然自下生上，較之順化異矣。〔三〕

至若陽明爲天氣而遇丁，二火爲天氣而遇庚，太陰爲天氣而遇辛，太陽爲天氣而遇戊，厥陰爲天氣而遇己，此則天氣勝運也。太陽爲天氣而遇甲，二火爲天氣而遇丙，太陰爲天氣而遇丁，陽明爲天氣而遇癸，厥陰爲天氣而遇乙，此則運勝天氣也。氣運上下相勝不同，

斯弗和矣。四

非特此也，以支干相合而論之，理亦如此。甲丙戊庚壬五者皆陽干，申子辰寅午戌，六者皆陽支，以陽干配陽支，二陽用事，其氣常盛，故運行太過。乙丁己辛癸五者皆陰干，亥卯未巳酉丑，六者皆陰支，以陰干配陰支，二陰用事，其氣常衰，故運行爲不及。運行太過，數盈而多，運行不及，數虧而少，經所謂，太過者其數成，不及

者其數生是也。五

太過者，足以勝物而化有餘，故有敦阜堅成流衍發生赫曦之紀。不及者，或有所制而化不足，故有卑監從革固流委和伏明之紀。物囿於此，衍耗有無，皆可得而知也。六

若乃天符歲直，三合爲治，與夫太過不及同天化，太

過不及同地化，此則相應相與，亦謂之平氣。惟變行有多少，病形有微甚，生殺有早晏耳。七

是以陰陽之氣，不可一於太盛，亦不可一於太衰，盛衰既甚，無以濟之，非所以全歲功也。胡不觀相火之下，水氣承之，上位之下，風氣承之乎。蓋亢則害，承乃制，必底平均，莫或偏勝，斯可與論至和之道。八

生氣資治章第五

七段

神機氣立，出入昇降，蝡蝡肖翹，無非生化之宇。方且與時推遷，使府藏無過不及之傷，則穀藥氣味，有損益多寡之理。蓋太和滋育，有象涵融，稼穡作甘，沖氣尤足，歲穀間穀，特異於藥石氣味之宜。凡以穀氣充實，全眞保精，非止生克欲惡，以平治抑揚爲事而已。故六氣分治，運居其中，司天在泉，氣相合也，太過不及，運相隨

也。天地昇降，氣交而生化。食穀不言運，專於六氣者，以生化之本肇於此。一

歲穀者，司天在泉之穀也。若太陽司天，食以玄黅之屬。間穀者，左右司步之穀也。若太陽司天，陽明厥陰間於天，少陰少陽間於地，或食蒼白丹之屬。歲穀所以全眞安氣，間穀所以保精去邪。二

天地同德，氣專化淳，若少陽厥陰，寅申巳亥之歲，不言食穀間氣者以此，天地合德，中有以相克，間穀當資以治也。若陽明少陰司天在泉，爲子午卯酉之歲，金火相克，金柔而火勝，取太陽間穀之水以抑火。太陰司天，太陽在泉，爲丑未之歲，土水相克，水柔而土勝，取厥陰間穀之木以抑土，是謂有餘抑之也。然太陽司天，太陰在泉，辰戌之歲，水土合德，言食歲穀而不言食間穀者，土性就下，既已在泉，不能上克司天之水也，食歲穀以全

眞，避虛邪以安正而已。此六氣食穀之異也。〔三〕

若乃六氣用事，五味有補瀉，五運司化，六氣有同異。經言，太陽司天，太陰在泉，虽以辰戊十歲爲言，然五运同異，必辨其详。初曰歲宜，以苦燥之温之，以寒水宜温，濕土宜燥也。然金水土運，斯同寒濕，木火之運，斯異寒濕，同者宜以燥熱，異者當以燥濕，不可概以苦燥爲治。推是，則六氣同異，理皆如此。〔四〕

經言，歲土太過，雖曰濕氣流行，而運有加臨，必辨其氣。若甲子甲午，必曰中苦熱者，以濕土太過，燥以熱之也。然甲辰甲戌，雖曰太宫，而土臨辰戌，是謂歲會，止曰中苦温者，以歲會氣和，不可概以苦熱爲宜。推是則五運加臨，理皆如此。〔五〕

又況客主之氣，同爲補瀉，客氣補瀉之中，必和以所宜。天地之氣，同有治淫勝復，天氣之淫，言平而不言治，亦以客氣當用事，天氣當司歲，雖曰治之，實有以從之，非若主氣在泉，其令不專，此藥食氣味之用也。六

夫天地不外乎陰陽，陰陽不遠於度數，即度數以觀天地之位，則時立氣布，可推測而知，即度數以觀天地之化，則至神不測，不可即粗爲得也，惟超出乎度數者，然後可以論變化生成之道。七

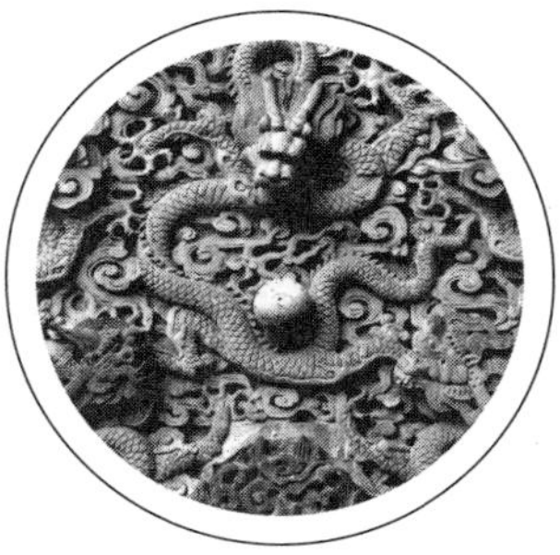

聖濟經　卷之六

食頤篇

共三章

- 因時調節章第一
- 固本全冲章第二
- 明庶慎微章第三

因時調節章第一

六段

食飲致用以六穀六牲六清者，舉地數之中也。疾病致養以五味五穀五藥者，舉天數之中也。夫物芸芸，俱受天地之中，胃圜天五，冲氣屬焉。資動植於形精之養，豈能外天地之中數。故食羹醬飲，有四時温熱凉寒之眂，鼎俎籩豆，有陰陽奇偶之象，凡以四時陰陽不可偏廢故也。一是以春氣温，食麥以凉之，夏氣熱，食菽以寒之，秋氣燥，食麻以潤之，冬氣寒，食黍以熱之。春夏爲陽，食木火之畜以益之，秋冬爲陰，食金水之畜以益之。長夏土也，食稷與牛。則以胃氣爲本，無時而不謹養也。春祭先脾，養土也。夏祭先肺，養金也。秋祭先肝，養木也。水静而辨，莫能勝也，故冬祭先腎。土居中央，故長夏之祭先心。二

肝苦急，緩以粳米牛肉棗葵之甘。心苦緩，收以小荳

犬肉李韭之酸。肺苦氣上逆，泄以麥羊肉杏薤之苦。腎苦燥，潤以黄黍鷄肉桃葱之辛。脾爲中州，性雖苦濕，藏眞所稟，其氣欲濡，則佐以所利，大荳豕肉栗藿之鹹是已。此皆陰陽五行氣味，見於穀畜果菜，雖皆五藏之養，未嘗不以胃氣爲本。㊂

蓋天地之專精爲陰陽，陰陽襲精爲四時，四時散精爲萬物。惟人，萬物之靈，備萬物之養，飲和食德，以化津液，以淫筋脈，以行營衛，全生之術，此其要者。内經論食飲有節，爲知道之人，凡以窮理盡性，非特從事於肥甘而已，況五方之民，嗜欲不同，味陰陽之一偏，故有一偏之病。養生者，所以欲消息應變，不欲久服，雖五穀致養，猶有過食生患，如荳令人重者，矧非稼穡者乎。四

故食鵲者巧，食鳩者蠢，食鴞者强，食狐者惑。菌以蒸成，食菌則傷，不若芝之益壽，氣之和乖異也。魚以濕

化，食鯉則損，不若鯽之益胃，物之形化殊也。凡物性味久，能易志而引年，豈可屬性於五味，失至理之求哉。五

夫醴泉却老，臘雪弭毒，菊水愈痺，水本無二，天地草木之和氣，異傳也。春取榆柳，夏取棗杏，秋取柞楢，冬取槐檀，變四時之火，以救時疾，火本無二，四時之木氣，異傳也。水火之用，見於朝夕烹飪，聖人每致其變，況夫氣味生克，消息盈虛係焉，以時爲宜，庸可忽諸。六

固本全衝章第二　三段

穀者，養眞之物，沖和寓焉。藥者，攻邪之物，慓悍出焉。中古服湯液醪醴，以去八風五痹，毒藥之攻不施者，邪却精勝，不必以齊主治也。有生之大，形精爲本。地産養形，形不足者，温之以氣，天産養精，精不足者，補之以味。形精交養，華實不虧，雖有苛疾，勿能爲害。（一）

況穀入於口，聚於胃，胃爲水穀之海，喜穀而惡藥，藥之所入，不若穀氣之先達。治病之法，必以穀氣爲先。正其卒伍，然後可以語兵革，備其土木，然後可以語隄防，調其榮衛，然後可以語湯劑，榮衛衰微，則何以禦悍毒之藥。是以或養或益，或助或充，稟貸有多寡，治養有先後，舉皆百物委和，以合天地之太和。聖人所謂，無毒治病，十去其九者，奚專於藥石爲事耶。〔二〕

況物具一性，性具一理，其常也，資是以爲食，其病也，審此以爲治，在人在物，初無彼此，隨證致用，皆有成理。故氣相同則相求，若麻，木穀而治風，豆，水穀而治水也。氣相克則相制，若牛，土畜，乳可以止渴疾，豕，水畜，心可以鎮恍惚也。氣有餘則補不足，若熊肉振羸，兔肝明視也。氣相感則以意使，若鯉之治水，鶩之利水也。乃若疏關節，達氣液，葱之能怱，閉邪禦臭，薑之能彊，髮汗散氣，芥之能介。莧能除翳，有取於見，芡能益氣，有取於欠。以至，柚已憤厥，葵滑養竅，薤愈胸痹，藕破蘊血，又皆稟自然之氣，爲治疾之最，惟智足以周知。因鼎俎之欲，措諸治療之間，輔以草蘇草荄之枝，乃本末爲助，標本兩得之道也。昔人論眞邪之氣者謂，汗生於穀，不歸功於藥石，辨死生之候者謂，安穀則過期，不推數於五藏。凡以明胃氣爲本，不以人勝天也。〔三〕

明庶慎微章第三

四段

物化生精而成於味，人味得形而復於化，機緘出入，皆天地之神奇。其或氣味色臭，有失陰陽之平，則衡氣不守，陰之五宮，傷在五味，此食禁者所以爲仁愛之道也。夫物不時成，非生氣之全，烹飪失節，非水火之既濟，色惡者非氣之正，臭惡者非氣之和，聖人於此四者，特有不食之戒，其所防也微矣。一故山林川澤有異宜，收散堅軟有異欲，苟處天地之和，無厭其所生，無偏其所嗜，無致其所不欲，無忽其所不知，雖根荄之微，無非氣體之所資也。是以養生者，既明理之在物，又察理之在我。氣味所禁，尤爲治病之要。若病在藏，其於飲食有寒熱温飽之禁，特避其所惡，食氣猶然，況成於味者乎。㊁

酸濇以收，多食則膀胱不利而爲癃。苦燥以堅，多食則三焦閉塞而變嘔。辛味薰蒸，多食則上走於肺，榮衛不時受而心涌。鹹味涌泄，多食則外注於脈，胃竭咽燥而病渴。甘味弱劣，多食則胃柔緩而蟲動，故中滿而心悶。此五味各有所病者也。若乃同氣相求，筋屬於肝，故酸走筋，筋病則忌酸。肉屬於脾，故甘走肉，肉病則忌甘。氣屬於肺，故辛走氣，氣病則忌辛。二氣相與，火必從水，故苦走骨，骨病則忌苦。水必求火，故鹹走血，血病則忌鹹。此五味各有所走者也。㈢

夫內合五藏，外干形體，氣味之禁，皆五行至理。凡病皆生於氣者，推此可以類舉矣。有爲膳夫之職，而以品嚐爲言者，知飲食不可忽也。欲以不茹葷而爲齋戒者，知昏濁之汨性也。有論食不欲雜者，知物雜則或相犯也。有論食欲常淡者，知五味之爽口也。雖皆慎戒之術，然非天下之達道。蓋百昌之生，果蓏有理，利害周知，以爲食否之辨，雖極水土之品，爲口腹之養，皆消息術數寓焉，奚必非俞兒之能通哉。〔四〕

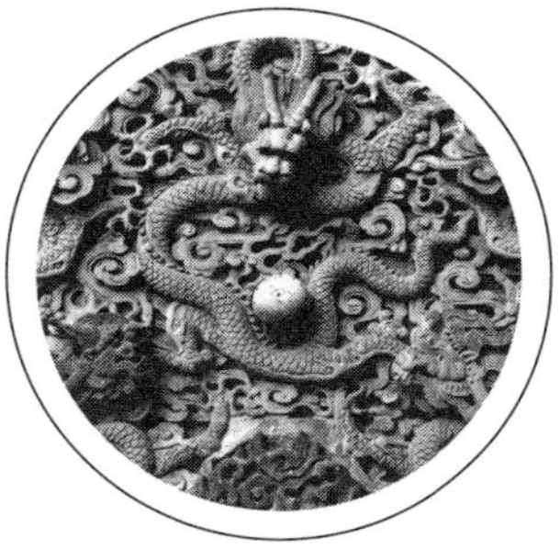

聖濟經　卷之七

守機篇

共四章

· 通用時數章第一
· 知極守一章第二
· 推原宗本章第三
· 治先未形章第四

通用時數章第一 六段

天一在藏，守元氣以立始也，天五在府，圍沖氣以成終也。自道生一，積數爲五，陰陽配而奇偶著矣，巨包天地，細該萬物，故能成變化而行鬼神，在人得之，藏氣所以法時。故水生於一，腎得之爲六，火生於二，心得之爲七，木生於三，肝得之爲八，金生於四，肺得之爲九，五者土數也，土常以生，故脾數以五，而不以十。人非五行

不生，非沖氣不成，雖有金木水火之氣，必得土數以成之，然後盡生成之終始。〔一〕

蓋五行四時，還相爲本，各得其時而王焉。王則我生者相，生我者廢，勝我者囚，我所勝者死。土寄王於四季，以成四時之功。故五特爲天之中數，以此視死生，則不過於五氣五聲五色之變動，以此爲疾病之養，亦不出於五味五穀五藥而已。和平之時，順四氣以調神，推五運

以明化，相生以相繼，相克以相治，所以致中和。〔二〕

其或不得其平，亦以消息之數治之。若肝病，愈於夏，而甚於秋，持於冬，而起於春，則以己所生而愈，己所不勝而甚，至所生而持，自得其位而起，五藏皆然，則間甚之時，死生之期也。若肝受病於心，而傳於脾，舍於腎，而死於肺，則以受氣於其所生，傳之於其所勝，氣舍於其所生，死於其所不勝，五藏皆然，於以分晝夜，占死生之早暮也。〔三〕

藏病主冬而取井，色病主春而取滎。時閒時甚，主夏而取輸。病或變音，必主長夏而取經。病生於味，必主秋而取合，同爲經絡，有五時之異刺。木鬱則達，火鬱則發，土鬱則奪，金鬱則泄，水鬱則折，同爲氣鬱，有五行之異治。凡以病之變化，不可勝窮，守此至數之要，不過於五故也。四

昔之語五行者，或謂之洪範，欲其範圍而不過，或謂之盛德，欲其守德而不悖，或謂之五節，欲人知之以遠

害。言雖不同，其欲明時數之消息則一也。五

是以在昔論人之生，自十至百，貌象聲色，無日不移，趨走坐卧，隨時殊好。積幼而至四十，則五藏血氣既盛而極，有衰之道焉。自五十而肝氣弱，至百歲而五藏之氣俱虛。不知乎此，則與造化推遷，知其衰，而致所養，則却老全形之道，斯有術數以御之。故能制數，而不制於數也。六

知極守一章第二 四段

定而存生謂之形，動而使形謂之氣，形立氣布，斡旋於中謂之神。神在肝爲魂，在肺爲魄，在脾爲意與智，在腎爲精與志。合而論之，以心爲主，心藏神，是謂君主之官，以統内外，以養生則壽，以爲天下則大昌。是故，恬淡之世，邪不能深入，志意治，賊不能害，其神無却，物無自而入也。一若乃抱神之静既摇，逐物之情滋起，神傷於思慮而肉脱，意傷於愁憂而肢廢，魂傷於悲哀而筋攣，魄傷於喜樂而皮槁，志傷於盛怒則腰脊不可以俯仰，怒則氣上而不降，喜則氣緩而不收，悲則氣消而不息，恐則氣下而不昇，思則氣結而不散。惟形與氣，俱運於神之樞機，是以憂恐悲喜怒，不以次入，五藏之氣，相乘而爲病，蓋以情動於中，非若外邪之輕且緩也。〔二〕

治病之道，必觀其態，必問其情，以察存亡得失之意，其爲治也，告之以其敗，語之以其善，導之以其所便，開之以其所苦。其或拘鬼神而惡針石，又不可以至德至巧語者，蓋以神受則意誠，意誠則功倍故也。夫色脈祝由，針石藥餌，時爲用也。然揆度奇常，必通於神明，移精變氣，本於精誠之交感，針石之道，非神不使，藥餌氣味，非神不應。内經論，諸痛皆屬於心，亦以謂痛之微甚，出於心之躁静，非專於氣血之通塞也。〔三〕

是以，榮衛精華，有形之所同也，失軒冕之勢，有至於脱營，違富足之欲，有至於失精，懷離絶之情，有至於血氣離守，工不能知，診之而疑，是謂治過而術疎。聖人所以審氣行著，必觀人之勇怯，治病有五，必本人之形志，蓋明治神爲先也。四

推原宗本章第三 四段

合天地之氣，肖天地之形。視聽食息，無非沖和之域，然六氣偏勝，斯有風動熱腫燥乾，寒浮濕濡瀉泄之病。五物偏處，斯有山瘿林躄，澤腫陵狂，高風濕氣，霧瘴水瘧之病。雖皆府藏血氣，然俱本於陰陽之沴。水有本，故能洊至，草有本，故能洊生，病有本，故變化無窮。治病不求其本，無以去深藏之患。故掉眩收引，膹鬱腫滿，諸痛

癢瘡，病皆根於内。耳聾目瞑，汗泄骨痺，色夭脈虚，又皆津液氣血之脱也。〔一〕

温熱生於寒，痎瘧生於風，痿厥諸痛生於寒熱。風客淫氣，精乃亡也。因而飽食大飲强力，斯有腸澼氣逆腎傷之病。冬或按蹻，陽氣擾也，因有四時經絡之病。膏粱之過，因爲消癉。僕擊暴憂所致，因爲隔塞閉絶。苟循迹求之，疑若不勝治，惟得其所以病，則治極於一。故察病之

本，得治之要，變化酬酢，巧發奇中，由此道也。〔二〕

是以，藥石針焫，導引按蹻之法，本四方之異宜，而原其所從，察强弱之異體，而觀其所耐，審五藏之邪氣，而當其所可，非識病之情，不足以臻此。〔三〕

蓋自黄帝標本之論，後世學者闡以兼治之術，故能智明而功全。若痼病有疾，兼以痼疾醫，耆艾有疾，兼以補養醫，少壯有疾，兼以通泄醫，姙娠有疾，兼以安胎醫，傷欲有疾，兼以節止醫。其在癲狂，治則兼心，其在乳産，治則兼血，其在邪氣疰忤，治兼鬼神，其在消渴，治兼脾胃。自非探元立本，索其受病之基，遽以治法投之，邪氣未攻，眞氣受弊，一舉而兩失矣。可不戒哉，可不慎哉。〔四〕

治先未形章第四 六段

經絡環周，府藏輸應，有形之運，無非血氣之使，氣爲是動，血爲所生病。積微至著，至於不勝治者，皆病久而傳化，治病不治其傳，猶不徹薪以息燎，壅隄以塞潰，未免有燔溺之傷。一

蓋五藏間傳，雖病易愈，謂其邪之微，以勝相加，病

至不治，謂其邪之賊。自非王不受邪，則各與所不勝而傳變，況陰陽相移，内外相通，上下相及，左右相應，自非察近而知遠，則失機變之應矣。〔二〕

且洞泄痎瘧，咳逆温熱，四時之病也，先時而取之，不過於風熱寒濕之傷。肺痺肝痺脾風疝瘕心痹，五藏之病也，自微而取之，不過於風寒皮毛之客。諸痺本於風寒濕之雜至，故先客於府，久而不已，自可取之於其合也。

諸咳本於寒飲食而受邪，故先起於藏，久而不已，自可取之三焦也。〔三〕

然則，寒熱生於風，消中生於癉，癲疾生於厥，飧泄生於風之入胃，癘疾生於風之入脈，以至渴積飲而成水，瘍留連而成瘻，蓄食不散而成瘕聚，停飲不行而成痰癖，豈病固然哉，治失其要，無預防之戒也。〔四〕

是以，通識之士，知府藏之傳，審氣味之損益，如肝病傳脾，實脾以甘之類是也，知經絡之傳，有榮俞之補瀉，如肝虛補厥陰之合，實則瀉厥陰之榮之類是也。至於陰陽寒熱，表裏汗下，微甚逆從之法，標本先後之治，皆隨氣而應，得守神之道爾。五

夫藥餌者，詳而後進也，如肝性苦急，則曰急食甘以緩之。針石者，奠而後發也，癰疽之刺，則曰不可頃時

回。凡以謂，内莫重於五藏，外莫先於榮衛，則急食而遽刺之，懼其蔓，難圖也。六

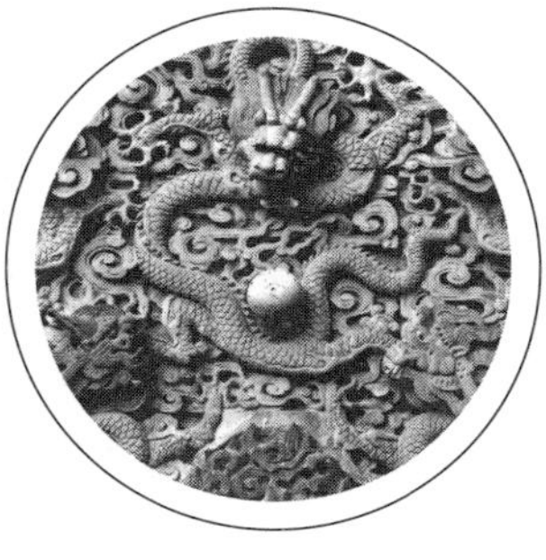

聖濟經　卷之八

衛生篇

共三章

· 神宫通理章第一
· 榮衛行流章第二
· 存神馭氣章第三

神宫通理章第一 四段

五藏皆有精，原於坎一，爲陰中之陽，五藏皆有神，原於離二，爲陽中之陰，一陰一陽之謂道。通天氣，合九野，應四時，符五星，相使貴賤，不得相失，内外雌雄，迭爲輸應，不説之妙，賅而存焉。葆而養之，初不離於人事，及其至也，可以通於神明。一獨不觀，心爲君主之官，得所養，則血脈之氣，王而不衰，生之本，無得而摇也，神之變，無得而測也，腎爲作强之官，得所養，則骨髓之氣，榮而不枯蟄，封藏之本，無得而傾也，精之處，無得而奪也。夫一身之間，心居中而守正，腎居下而立始，所養如此。況乃肺出治節，爲氣之本，爲魄之處，肝出謀慮，爲罷極之本，爲魂之居，脾出五味，爲倉廩之本，爲營之居，五藏之氣，均得所養，以之應春氣，得生之道，應夏氣，得長之道，應秋氣，得收之道，應冬氣，得

藏之道。生生不窮，形體不敝，精神不散，受命爾長矣。〔二〕

然莫非養也，有所謂食飲者，有所謂起居者，有所謂和於術數者，有所謂恬澹虛無者。無過而貽五宮之傷，無多而致血氣之走，食飲有節，類如此也。出處以時，而寒暑有度，收拒適宜，而筋骨無擾，起居有常，類如此也。吹噓呼吸，除舊置新，察水上火下，而兩者交通，知七損八益，而二者以調，和於術數，類如此也。志閑而少欲，

心安而不懼，無嗔恚思想，而專氣致柔，恬澹虛無，類如此也。合數者而養之，其於全生庶幾焉。三

覺此而冥，所謂傳精神服天氣者，聖人能之，知此而辨，所謂配天象地傍人事者，賢人能之，昧者反此矣。蒼天之氣，不知所順，四時之序，又失所從，憂患緣其內，苦形傷其外，風邪並至，自肌膚達於骨骼，閉塞散解之不勝治，奚暇論通理之旨。四

榮衛行流章第二 五段

一身之中，四海爲本，十二經脈，循行如環。原人一晝夜之間，有萬三千五百息，漏下百刻，陰陽一周。其氣上注，始於手太陰之脈，其行之也，以息往來。故一呼脈再動，一吸脈再動，呼吸定息，脈亦胥應。(一)

外合十二經水，内屬五藏六府，泉源貫通，中有所本，如晝夜之更迭，海水之朝夕。故曰，經水者，受水而行之，五藏者，合神氣魂魄而藏之，六府者，受水穀而行之，受氣而揚之，經脈者，受血而營之也。然得順者生，知調者利，一失其平，則有太過不及之患。二

又況上焦如霧，中焦如漚，下焦如瀆，六經爲川，腸胃爲海，九竅爲水注之氣，胃有五竅，爲閭里之門户，廉泉玉英，爲津液之道路。一體盈虛，參乎天地，應於陰

陽，其可壅閼，而不使之流通乎。[三]

且受穀者濁，受氣者清，清上浮於肺，濁下流於胃，清上走空竅，濁下行諸經，其清者爲榮，濁者爲衛，榮行脈中，衛行脈外。榮者血也，衛者氣也，血氣者人之神，不可不謹養，苟乖所養，積寒留舍，榮衛不居，爲卷肉縮筋之疾，榮虚衛實，爲肉苛之疾，氣熱則爲風昏之疾，血熱則爲癰腫之疾。以至，血虚爲熱，血實爲寒，氣實爲

痛，氣虛爲少氣，邪在藏而血留，邪在府而氣閼，是皆陰陽偏勝，榮衛不得而通。四

知道者，水火欲其相濟，土金欲其相養，氣血欲其和，所以壯精神，而填骨骼，補肌膚，而流諸經，喘息欲其調，所以，養六府，而務昇降，腐穢欲其去，所以，堅五藏，而通神明，含津煉氣，灌溉五宮，故鼻和而知香臭，舌和而知滋味，耳和而聞五音，目和而視五色，其

所以然者，藏氣之所自通也。雖然，水穀精氣爲榮，水穀悍氣爲衛，胃爲水穀之海，四海在人，要以胃爲本，是又不可不知也。五

存神馭氣章第三 四段

人受天地之中以生，所謂命也。形者生之舍也，氣者生之元也，神者生之制也，形以氣充，氣耗則形病，神依氣住，氣納則神存。修眞之士，法於陰陽，和於術數，持滿御神，專氣抱一，以神爲車，以氣爲馬，神氣相和，乃可長生。故曰，精有主，氣有原，呼吸元氣，合於自然，此之謂也。一昔之明乎此者，吹嘘呼吸，吐故納新，熊經鳥伸，導引按蹻，所以調其氣也，平氣定息，握固凝想，神宮內視，五藏昭徹，所以守其氣也，法則天地，順理陰陽，交遘坎離，濟用水火，所以交其氣也，神水華池，含虛鼓漱，通行榮衛，入於元宮，溉五藏也，服氣於朝，閟息於暮，陽不欲泆，陰不欲覆，煉陰陽也。㈡

以至，起居適早晏，出處協時令，忍怒以全陰，抑喜以存陽，泥丸欲多櫛，天鼓欲常鳴，形欲常鑑，津欲常咽，體欲常運，食欲常少。眼者身之鑑也，常居欲頻修，耳者體之牖也，城郭欲頻治，面者神之庭也，神不欲傷，髮者腦之華也，腦不欲減，精者體之神也，精不欲竭，明者身之寶也，明不欲耗。補瀉六府，淘煉五精，可以固形全生者，無所不用其至，是皆修眞之要道也。三

昧乎道者，神氣各馳，情爲欲牽，氣雖呼吸於內，神

常外役於物，其形中空，氣不馭而神不凝。此所以精壞而神散也是焉，足與語三月内視，住心一神者哉。【四】

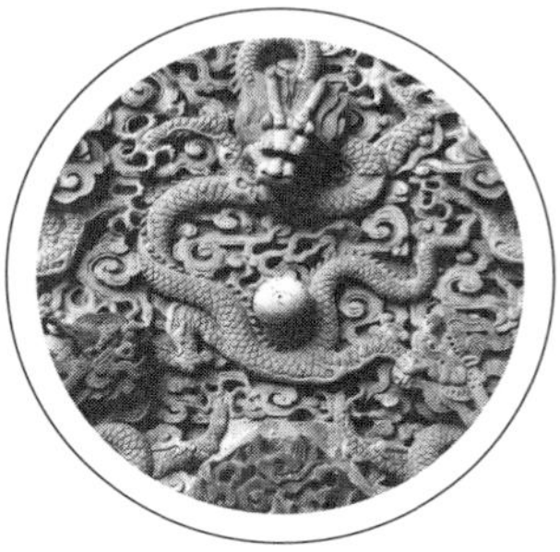

聖濟經　卷之九

藥理篇

共四章

· 考經式訓章第一
· 制字命物章第二
· 名定實辨章第三
· 權通意使章第四

考經式訓章第一 五段

伏羲神農黃帝書，謂之三墳，言大道也。孔子敍書，斷自唐虞以下，而後世以三墳書，闊略於世務，間有崇尚，亦與六經爲兩途。殊不知，伏羲觀象畫卦，神農教民稼穡，嘗藥療疾，黃帝正名百物，先聖後聖，若合符節。惟能使判而復合，然後知三墳六經，皆濟民用，防患於未然者，夫豈有彼時此時之異哉。一觀其演易説卦，推陰陽之賾，究物性之宜，大或及於牛馬，微或及於果蓏，潛或及於黿蟹，蓋以謂，稟氣而生，不離陰陽。惟其不離陰陽，故無一不協於理，而時有可用者矣。〔二〕

類於九疇，則若初一曰五行，則繫之以潤下作鹹，炎上作苦，曲直作酸，從革作辛，稼穡作甘，是也。列之天官，若食醫掌和六食，則繫之以食羹醬飲之齊，必眂四

時，以至春酸夏苦秋辛冬鹹，調以滑甘，無不備也。〔三〕

記之所載，於春，則曰味酸臭羶，夏，則味苦臭焦，秋，則味辛臭腥，冬，則味鹹臭朽。以至薦鮪於春，嘗麥嘗黍於夏，嘗穀嘗稻於秋，嘗魚於冬，乃所以見授時之至也。詩之所賦，若食鬱及薁，烹葵及菽，剥棗穫稻，食瓜斷壺，獻羔祭韭。或介眉壽而爲酒，或達陽氣而鑑冰，乃所以見化民之篤也。〔四〕

不特如此，萍氏幾酒，莽草熏蠹，嘉草攻毒，牡鞠殺鼃，茾莒有子，椒氣下達，蝱除結瘀，萱草忘憂，蘜窮可以禦濕，蘙可以去邪，皆以至理寓焉。蓋天之生物，不離五行，五行之附著，雖散殊區别，率可觀省，惟斯民由之而不知，必待聖人嘗之以知毒，夫然後養生治疾之旨，昭明於天下，後世百王有作，莫能加焉。然則三墳六經有以異乎。五

制字命物章第二 五段

物生而後有象，象而後有滋，滋而後有數。字書之作，包括象數，物物妙理，可得而推，況本乎地者味自具，本乎天者氣自彰，其穀其果其畜其菜其藥，動植之間，有萬不同，而氣味自然，率不過五，凡以象數寓焉。【一】

且味者土也，物成之時也。物成而後有味，故五味皆生於土，而甘苦鹹酸辛，又皆本於淡。淡者一也，口入一而爲甘，甘出十而爲苦。木作酸也，始於敷播，卒乃收聚，辛九數也，物窮則變，故辛甚則反甘，甘十數也，物極則反本，故甘甚則反淡，炎上作苦，苦生甘也，然火無正體，體草木焉，潤下作鹹，鹵自鹹也，亦有感於煎煩而鹹者焉。此五味自然之理也。二

臭各有自，鼻能得之。土臭爲香，以夫土爰稼穡，稼

穡作甘，故黍稷之薌亦謂之香。火臭爲焦，以夫陽炎過矣，不宜復上，故惟焦爲至陽之臭。腥雖陰臭，然有日生之者，有肉之腥者焉。羶雖陽臭，然且非至陽，而羊則臭羶焉。木朽而不泄則朽，肉腐而不散則腐朽，腐朽皆至陰之臭，而至陰爲閉塞。此五氣自然之理也。三

夫鳳鳥有文，河圖有畫，非人爲也，制字命物，亦豈私智哉。嘗泛論之，桂猶圭也，宣導諸藥，爲之先聘，若

執以使，梅猶媒也，用以作羹，能和異味而合，荏能除臭散滯，則草之有任者，蔱能除邪殺蟲，則辛之臻果者，其氣上而疏達，窮治腦疾，故芎藭有穹窮之義，能益精而定心氣，爲氣之帥，故遠志同得志之昇，萆薢則治濕痺而解散骨節諸風，薏苡仁則緩其中而隨其意，所以甘遂取直達，若夫間之遂，解倉取發斂，若倉庾之倉，桃雖果類，然木所兆，而神所藏，楸雖蓏名，然實之碩而材之堅，枸杞謂之檵，以其可繼而久，菖蒲謂之昌陽，以其得神而昌，析蓂之治，析其冥而啓其明也，礞石之治，祛其蒙而發其覆也，蘘有攘義，則以除蠱毒，蘭有闌義，則以祓不祥，芣苢之義，或不或目，莖藸之義，即一即五，莨菪能致狂及治癲癇，乃所以爲良，芫花能毒魚及治痂瘕，乃所以爲元，此類者不可僂指。四

蓋物囿於天地間，雖東西南北之異方，山林川澤之異地，散植顯隱之異宜，會而通之，皆有明理，可視而知，可聽而思。以之養生而治疾，以之防患而乂災，貴夫深究而博識焉爾。五

名定實辨章第三 二段

天之所賦，不離陰陽，形色自然，皆有法象。毛羽之類，生於陽而屬於陰。鱗介之類，生於陰而屬於陽。空青法木，色青而主肝。丹砂法火，色赤而主心。雲母法金，色白而主肺。磁石法水，色黑而主腎。黄石脂法土，色黄而主脾。觸類長之，莫不有自然之理。一或質同而性異，或名異而實同，或孕正氣，或托異類，或物化之未渝，或物宜之相戾。故芝稟五行之秀，杞備四時之養，菊花異種，因以別甘苦之味，牡蠣異類，因以辨雌雄之體，蜜成於蜂，蜜温蜂寒，油本於麻，麻温油寒，茲同質異性也。硝異名而其性近，薑異名而其質同，附子烏喙一本也，故氣味相類。蜀漆常山一體也，故治療相通。蕪蘼生於芎藭，蓬虆生於覆盆，茲名異實同也。臘雪凝至陰之氣，可以治温，忍冬稟不凋之操，可以益壽，牛溲下水，乃土之所勝，豕足逐熱，乃水之所勝，蟹骨續筋，乃金之所勝，所謂各孕正氣若此。車前生於牛跡，可以利水，蓯蓉生於馬瀝，可以補中，絡石絡於石，可以卻老，蕈生於槐，可以治風，垣衣生於牆陰，可以療疸，所謂托於異類者若此。蟹化爲石，有情化爲無情也，然石蟹之療漆瘡，則與蟹同，稷化爲鯽，植物化爲動物也，然鯽之補不足，則與稷同，鈆丹以其鈆之性未變，故可染髮，蠶砂以其桑之性未變，故可治風，敗席治筋者，以人氣之所漬，藍布解毒者，以藍性之尚存，由是見物化之未渝。礬石殺鼠，桑蠶食之則肥，菴蕳辟蛇，駏驉食之則仙，馬得杜蘅而健，若原蠶則在所禁，羊食鉤吻則肥，若躑躅則非所嗜，由是見物宜之相戾。數者雖或不同，要其名定實辨，理之自然，則一而已。夫名者實之賓也，名之不正，實將安辨。昔人有食蟛蜞爲蟹者，幾以勸學誤生，有服老芋爲茯神者，幾以僞價增疾，實名之不可忽如此。〔二〕

權通意使章第四

四段

物各有性，性各有材，材各有用。聖人窮天地之妙，通萬物之理，其於命藥，不特察草石之寒温，順陰陽之常性而已，以謂物之性有盡也，制而用之，將使之無盡，物之用有窮也，變而通之，將使之無窮。夫惟性無盡，用無窮，故施於品劑，以佐佑斯民，其功用亦不一而足也。【一】

於是，有因其性而爲用者，有因其用而爲使者，有因其所勝而爲制者，其類不同，然通之皆有權，用之皆有法也。蟬吸風，用以治風，蝱飲血，用以治血，鼠善穿，以消腹滿，獺善水，以除水脹。乘風莫如鳶，故以止風眩，川泳莫如魚，故以治水腫，蜂房成於蜂，故以治蜂螫，鼠婦生於濕，故以利水道，所謂因其性而爲之用者如此。車能利轉，淬轄以通喉，鑰能開達，淬鑰以啓噤，弩牙速產，以機髮而不括也，杵糠下噎，以杵築而下也，所謂因其用而爲之使者如此。萍不沉於水，可以勝酒，獨活不搖於風，可以治風，鸕鷀制魚，以之下鯁，鷹制狐，以之祛魅，所謂因其所勝而爲之制者如此。〔二〕

且五穀皆養形也，然豈不可多食，五畜皆養精也，然豚無所補，菜有葵，久食則性鈍，果有栗，熟食則氣壅，終食之間，不可不慎，有如此者。麻黄髮汗，節不去乃以止汗，陳橘消痰，穰不除乃以致痰，石葦，毛能射肺，椒，

閉口者殺人，一物之性，不可不審，有如此者。〔三〕

推是以泛觀，根莖花實之異性，草石骨肉之異宜，或相資而相養，或相勝而相制，如是而定君臣，如是而分佐使，如是而別奇偶，如是而審銖兩，非達於理而明於權，鮮有不傷人之形者。彼膠於世俗，滯於通方，而曰醫在是，果知道也耶。〔四〕

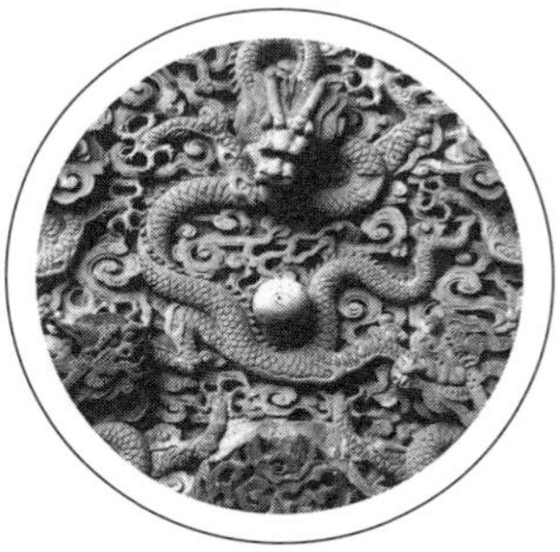

聖濟經　卷之十

審劑篇

共三章

- 氣味委和章第一
- 表裏深明章第二
- 致用協宜章第三

氣味委和章第一 五段

五運六氣，天所以命萬物，五藏六府，人所以法天地，屈伸呼吸，皆消息盈虛之數，資物氣味，成生載形，析有餘以補不足，豈能外天地之至理。物，有氣臭，有性味，合之則一，離之則異，交取互用，以爲虛實補瀉之法。一

故春夏温熱，秋冬凉寒，氣之常也，法四時之氣以爲

治，則治寒以熱，治熱以寒，逆之以治其微，寒因熱用，熱因寒用，從之以導其甚。上焉以遠六氣之犯，中焉以察歲運之化，下焉以審南北之宜，合氣之機不可失也。〔二〕

木酸火苦金辛水鹹土甘，味之成也，合五行之味以爲治，則以陰陽未嘗偏廢，故骨欲收，酸可以養骨，筋欲散，辛可以養筋，脈欲耎，鹹可以養脈，氣欲堅，苦可以養氣，肉欲緩，甘可以養肉。察味之宜，不可妄也。〔三〕

乃若臭生於氣，氣化爲臭，木化而臊，火化而焦，土化而香，金化而腥，水化而腐。其臭惡者，又有不食之戒，如牛夜鳴則庮，羊泠毛而毳羶，犬赤股而躁臊，鳥皫色而沙鳴貍，豕盲視而交睫腥，馬黑脊而般臂螻。聖人特臻其辨焉。四

世之人知藥爲眞，不知穀畜可以爲食治，知性味爲本，不知氣臭自有致用之異，而又寒熱温凉，收散緩急，

同謂之性，觀芳草之氣美，石藥之氣悍，蘭草治脾癉，鮑魚利腸中，均以氣臭專達，豈槩以性味論歟。況司歲備物，天地之專精也，苟非司歲，則其精散，質同而異等也，古人原氣味之生，必察六氣所孕，則措諸治保力化之用，豈無多少淺深之別哉。燭理之士，又當審此。五

表裏深明章第二 四段

流變在乎病，主治在乎物，制用在乎人，三者並明，則可以語湯醴散劑疾徐緩急之用，夫豈循常守數，以狥世俗之耳目哉。古今異習，情有醇薄，容色異見，氣有淺深，經絡之別，候有表裏，府藏異同，形有内外。蕩滌浸漬，先後之序也，發散收斂，陰陽之辨也，清濁高下，緩急之意也，多寡輕重，久新之證也，要在去邪輔正，以平

爲期，循名責實，未可以一槩論。一

故内治者，自内以達外，湯醴丸散丹之類，見於服飲者是也，治外者，由外以通内，膏熨蒸浴粉之類，藉於氣達者是也。夫湯液主治，本乎腠理，凡滌除邪氣者，於湯爲宜，傷寒之治，多先於用湯者如此，醪醴主治，本乎血脈，凡導引痺鬱者，於酒爲宜，風痺之治，多專於漬酒者如此。散者取其漸漬而散解，其治在中，久病痼疾，劑多以散者，理如此也，丸者取其收攝，而其治在下，腹中之病，及不可散服者，宜用丸也。至於成丹，則火力烹養，有一陽在中之宜，金石之類多取焉。〔二〕

膏，取其膏潤以祛邪毒，凡皮膚蘊蓄之氣，膏能消之，又能摩之也。熨，資火氣以舒寒結，凡筋肉攣急，頑痺不仁，熨能通之也。蒸，言其氣之熏，以發腠理，燒地爲之，所以啓元府也。浴，言其因於湯浴，以泄皮膚，而利肌肉

也。粉，則粉密其空隙也。三

夫內外之法固如此，然必先明乎物，然後可以明乎人，明乎人，然後可以明乎天。病在上焦者，先食後藥，使氣上而不下，病在下焦者，先藥後食，使氣下而不上，在四肢血脈者，空腹在旦，其氣可以旁達，在骨髓者，飽滿在夜，其氣可以深入，此明乎人者也。春宜吐，夏宜汗，秋宜下，冬宜溫，劑此明乎天者也。天人兼明，是謂知道。四

致用協宜章第三 四段

物生之初，氣基形立，而後性味出焉，審劑之初，專性味而失氣體之求，是未盡陰陽之道者焉。一

且，苦，火味也，或以燥，或以泄，則燥者爲陽，而泄爲陰。辛，金味也，或以散，或以潤，則散者爲陽，而潤爲陰，徒分金火陰陽，不知一體之中，陰陽兼備，偏而

用，未免爲曲士之蔽。況人氣周流，通於晝夜，膻中臣使，歸於權衡，一或昇降不平，沖氣離隔，必資在物氣體，以抑揚損益，則殊質異禀，豈易明耶。二

故鬱而不散爲壅，必宣劑以散之，如痞滿不通之類是也。留而不行爲滯，必通劑以行之，如水病痰癖之類是也。不足爲弱，必補劑以扶之，如氣弱形羸之類是也。有餘爲閉，必泄劑以逐之，如膜脹脾約之類是也，實則氣

壅，欲其揚也，如汗不發而腠密，邪氣散而中蘊，輕劑所以揚之。怯則氣浮，欲其鎮也，如神失守而驚悸，氣上厥而瘨疾，重劑所以鎮之。滑則氣脱，欲其收也，如開腸洞泄，便溺遺失，濇劑所以收之。濇則氣着，欲其利也，如乳難内秘，滑劑所以利之。濕氣淫勝，重滿脾濕，燥劑所以除之。津耗爲枯，五藏痿弱，榮衛涸流，濕劑所以潤之。舉此成法，變而通之，所以爲治病之要也。〔三〕

昔人語藥，必謂之情，蓋至理所寓，必欲探索。觀其任能，有獨用專達之法，相須相濟，有君臣贊助之義，或增或損，又隨病機變態之宜。至於，畏惡忌避，激發制攝，亦有時而取用者，豈執一而廢百哉。四

翁同書跋

《郡齋讀書志》曰：《聖濟經》十卷，右徽宗皇帝所制也。政和八年五月十一日，詔頒之天下學校。九月二十四日，大司成李邦彦等言，乃者從侍臣之請，令内外學校課試於《聖濟經》出題，臣等竊謂今《内經》《道德經》既已選博士訓説，乞更以《聖濟經》兼講。從之。考《直齋書録解題》、明《文淵閣書目》，亦俱箸録。明時有刊本，近則流傳極少。此鈔本出江都秦敦夫家。

咸豐七年歲杜强圉大荒落寎月翁同書識於軍中

又案《解義》爲辟廱學生吴禔所撰。崇寧元年建辟廱，一名外學，以處天下貢士，非太學也。

《聖濟經解義》進表

臣禔聞，慱施於民而能濟衆。孔子以爲，何事於仁必也，聖乎。蓋仁，無數也，所施爲有方。神，無方也，其用爲無窮。《素問》曰：神用無方謂之聖。聖人體神，以致無方之用，故能慱施而濟衆。夫堯舜，帝之盛也，猶以是爲難。則見堯舜以來，從可知矣。昔黄帝之作《内經》，其知神之所爲乎。觀夫太虚寥廓，肇基化原，天高地下，氣形分矣。五運回薄，太少陳矣。六氣循環，寒暑作矣。在人稟之盈虚消息，常相與流通，孰使之然。蓋至神不測，爲之斡旋，宰制乎其间。《内經》所載此道也，闡而施諸天下，則所濟不其衆乎？在黄帝時，闡著之玉版，未聞發爲雲漢之章，以昭示萬方，聞藏之靈蘭之室，未聞頒之學校，以啓迪天下之士，遂使後世莫得其傳，至號爲醫家者流者，凡數千載不有。眞人提挈天地，把握陰陽，孰能舉盛典於既墜之後耶？恭惟皇帝陛下降神霄之帝宫，憫斯民之大惑，乃坐明堂，始正天綱，臨觀八極，考建五常，財成天地之道，輔相天地之宜，發揮聖學，作爲帝典，名之曰《聖濟經》。訓辭昭示，欲使『上士聞之，意契而道存。中士考之，自華而摭實。可以養生，可以立命，可以躋一世之民於仁壽之域』。此所以光黄帝之傳，而易堯舜之難也。臣嘗聞，孔子作《春秋》，以游夏之文學，且不能措一辭，而況聖訓淵懿，豈易窺測？然《春秋》之作，得《左氏》《公羊》《穀梁》之傳，而後可以因傳而明經。臣承學鯫生，涵泳聖涯於兹有年。雖文學有愧於孔門游夏，而服習《聖經》，自華而摭實，竊妄意於三子者之傳焉。所以忘其狂簡，仰窺聖作，而爲之解釋。夫聖人之言，遠如天一。經之奥古，人期以三年而後通。以臣之不敏，未幾而義成者，非敢以爲通。然既得其華，則若倉庚蝼蝈，乘時而鳴，不能自已也。伏望聖慈，少寬僭越之誅，而遲以日久，使草茅小臣，循序而進，有以摭《聖經》之實，仰副皇帝陛下樂育之萬一也。

政和八年七月　日辟廱學生臣吴褆誠惶誠懼頓首頓首謹言

寓辟廱臣 張衮 叙

恭惟 主上聰明睿知，聖學日新，肆筆成書，辭文旨遠。政和戊戌五月十八日，班《聖濟經》於兩學，俾學士大夫，養生立命，咸臻妙理，賜至渥也。古人嘗謂學者，以聖王爲師，士生今世，見而知之，何其幸歟！然聖作淵懿，學者求之，如觀滄溟汪洋，浩瀚莫見涯涘，測之益深，窮之益遠，豈能遽然有所得哉？昭武吴禔自强，肄業辟廱，躬受聖訓，夙夜服膺，口誦心惟，期不負明天子樂育之意，於是訓釋經旨，表進於上，有旨下其説，於注解之局，四方聞之者，争求副墨，唯恐其後。衮首得全文，三復讀之，觀其考證墳典，牽引經籍，貫穿百氏之傳，該極六藝之説，約而達，詳而明，自非博學高才，深究聖人作經之旨，未易及此。且憫夫傳録者，疲苶於楮毫間，不獲先睹之爲快，遂令書肆刊行，使其説彌廣，而聖人之道，焕然明白，猶日中天，群目用焉，實拳拳之願也。

宣和二年庚子歲五月　日謹叙

刻聖濟經叙

《聖濟經》十卷，宋徽宗御制。其注題曰：辟雍生吴禔注。經則《宋史·藝文志》《直齋書録解題》、昭德《郡齋讀書志》《文獻通考》、明《文淵閣書目》，皆著於録，注則惟見於《書録解題》。數百年來，流傳絶罕。《四庫》未收，阮文達亦未進呈。至常熟張氏《愛日精廬藏書志》始著於録。吴禔仕履無考，據《書録解題》知爲福建邵武人。據結銜知爲太學生而已。徽宗自矜其書，謂可以躋斯民於仁壽，廣黄帝氏之傳，於《聖濟總録》序，亦諄諄言之。蓋以此書爲經，《總録》爲傳，其意可見也。政和八年五月十一日，頒之天下學宮，後允從臣之請，敕内外學校課試命題。九月二十四日，又從大司成李邦彦之請，選博士與《内經》《道德經》並講。趙希弁《讀書附志》言之頗詳。今觀其書，探五行之賾，明六氣之化，文淺而意深，言近而旨遠，可爲讀《素問》之階梯。視南宋以後諸家，偏辭曲説，相去不啻霄壤。惟序稱黄帝親事廣成子於法宫，妄信左道讕言。而十篇之中，固皆言之成理，無邪説存乎其間也。昔人謂，使陳後隋煬與文士争衡，亦當不落人後。愚謂，徽宗以天下爲兒戲，自取敗亡，然於岐黄家言，實能深造自得，其敕定之《證類本草》《聖濟總録》，至今亦奉爲圭臬。苟使身爲醫士，與同時諸人較長絜短，豈在朱肱許微下乎？然後知，有斯民之責者，當以進賢退不肖爲急務，而非私恩小惠所得與焉。

光緒十三年歲在疆梧大淵獻

中秋前五日　歸安陸心源叙

图书在版编目（CIP）数据

《圣济经》诵本 /（宋）赵佶著；苏兴华校点 .-- 北京：华夏出版社，2019.1

ISBN 978-7-5080-9597-4

Ⅰ. ①圣… Ⅱ. ①赵… ②苏… Ⅲ. ①医经—中国—北宋 Ⅳ. ① R2-52

中国版本图书馆 CIP 数据核字（2018）第 249953 号

《圣济经》诵本

作　　者　（宋）赵佶
校　　点　苏兴华
责任编辑　梅　子
责任印制　顾瑞清
封面设计　小　渔

出版发行　华夏出版社
经　　销　新华书店
印　　装　北京华创印务有限公司
版　　次　2019 年 1 月北京第 1 版　2019 年 1 月北京第 1 次印刷
开　　本　787 × 1092　1/16 开
印　　张　15
字　　数　48 千字
定　　价　58.00 元

华夏出版社　地址：北京市东直门外香河园北里 4 号　邮编：100028
网址 :www.hxph.com.cn　电话：（010）64663331（转）